MEDICINA POPULAR VASCA

JOSÉ DUESO

Este libro puede suscitar sonrisas de suficiencia a más de un lector. Pero para entenderlo, o al menos ponerse en disposición de ir por buen camino a la hora de interpretar el complejo mundo que describe, el autor recomienda a ese posible sonriente que se imagine en medio de un bosque o monte, más solo que la una, sin teléfono, sin radio, sin carretera, sin automóvil, sin arma alguna con que defenderse, sin medicina de ningún tipo y sin los más elementales útiles con los que realizar una primera cura... y hiérase como resultado del más leve accidente, o enferme de cualquier tontería molesta, o sea acometido por alguna fiera, o siéntase deprimido... ¡y ya veremos si sigue sonriendo!

Es muy fácil, y muy cómodo, reírse de los antiguos y de lo antiguo, cuando se tiene al alcance de la mano una farmacia, una ambulancia, un médico, un dispensario o un hospital dotado de sofisticado instrumental... ¡aunque también todo esto nos dé auténtico pánico! Y, sobre todo, es la cosa más fácil del mundo hacer crítica de todo lo que no entendemos, cuando nosotros, gentes que inauguramos el siglo XXI con no poca prepotencia, a buen seguro estamos siendo ya rara carne de estudio por la implacable historia que inexorablemente sigue su curso superándonos, y ante cuya fuerza demostramos seguir siendo absolutamente impotentes.

Pero centrémonos en el asunto que ahora nos ocupa, y principiemos por decir que han venido siendo los folkloristas quienes más se han preocupado del mismo, por no decir que han sido los únicos, y a ellos se debe que aún conozcamos los remedios médicos aplicados por el campesino vasco desde una antigüedad relativa. También se han ocupado de esta materia algunos médicos, mucho más modernamente, y no sin notables aciertos, aunque bien es cierto que de sus investigaciones suele rezumar un tonillo reticente. La ausencia de ese escepticismo, en la mayoría de las recopilaciones de los folkloristas, ha hecho posible que el resultado final de sus pesquisas haya llegado hasta nosotros rebosante de frescura e inalterado, al no haber pasado por el tamiz de la crítica o el juicio científico.

De la medicina popular en Euskal Herria, que se nos muestra poco diferente, básicamente, de la practicada en otras culturas tradicionales europeas, sobre todo ha de tenerse presente que en el contexto en el que se practicó fue la medicina principal, cuando no la única. Lo de "popular" es un adjetivo colocado a posteriori para diferenciarla de la practicada por la ciencia médica oficial, aunque, lógicamente, esta haya venido tomando de aquella todo cuanto le ha convenido. Estamos, pues, ante un tipo de prácticas empleadas por un pueblo repartido por una geografía tortuosa, agrupado en pequeñas comunidades vecinales, cuando no sencillamente familiares, bastante aisladas, que ha tenido que afrontar la enfermedad, y la vida en general, con unos recursos precarios y con unos conocimientos limitados.

La medicina de que nos habla el folklore carece de dispensarios, de médicos de cabecera, de ambulatorios, de especialistas, de ambulancias e incluso de medios de comunicación desarrollados. Por eso cada cual ha procurado curarse lo mejor que ha podido y sabido, echando mano de los recursos de que disponía y de los conocimientos transmitidos, llenos de aciertos y de errores, de generación en generación. Y cuando ni esos recursos se conocían, se encomendaba uno a Dios —o al diablo, que de todo ha habido—, ya fuera por medio de rezos, ya de liturgias más o menos complicadas, o bien haciendo uso de una variopinta simbología mágica. Antes, incluso, esa plegaria fue dirigida a otros poderes y divinidades, en su mayoría totalmente desconocidas para nosotros, pertenecientes a una época que hemos dado en llamar "pagana". Otras veces al conocimiento de una determinada práctica curativa se unía el uso del remedio anímico, tal vez por si fallaba el primero o, quién sabe, para que así resultase más efectivo.

El curandero rural, anterior a la aparición de la medicina científica, y posteriormente, y en gran medida, actor paralelo junto con el médico de cabecera oficial, fue el gran protagonista en el proceso de curación de un enfermo. Pero a él se acudía cuando el mal que aquejaba a un paciente había adquirido proporciones desmesuradas, o era fruto de un accidente grave, y por consiguiente irremediable con procedimientos caseros. Pero incluso los conocimientos del curandero, fuesen estos de tipo empírico o mágicos y religosos, respondían a su vez a los fundamentos filosóficos de la medicina popular. Han con-

sistido, en síntesis, en combinar una parte de empirismo o aplicación de técnicas curativas de probada eficacia a través de la experiencia, y un mucho de buena voluntad y fe conjuntadas. Fe en la que, por lo que al paciente ha respectado, ha estado la clave de muchas curaciones que por misteriosas han sido elevadas a la categoría de milagros, pero que, sobre todo, y de manera generalizada, ha resultado ser el mejor de los analgésicos conocidos.

Y, ya por último, vaya desde aquí la mayor de mis gratitudes a cuantos, de un modo tan discreto como desinteresado, me informaron de viva voz de mumerosasa cuestiones relativas al asunto que ahora nos ocupa. Son todas de incalculable valor y no aparecen en la mayoría de los libros y artículos de la bibliografía de que me rodeé cuando, a mediados de la pasada década de los 80, emprendí la elaboración de este y otros trabajos similares. Muchas de aquellas personas ya no están entre nosotros, de otras ni el nombre llegué a conocer. Pero sí conservo un recuerdo especial del malogrado Peio López, que me "atiborró" de fichas, escritas a mano, conteniendo las recetas y remedios populares que recogió por doquier durante sus constantes viajes. A todos ¡gracias!, ¡gracias de todo corazón!

José Dueso

I

ENFERMEDADES FÍSICAS DE LA CABEZA Y EL CUELLO

Dolor de cabeza o *buruko-mina*

Han solido decir en Aramaio (Araba), que es bueno, para aliviar los dolores de cabeza, colocarse sobre ella una piel de culebra después del cambio. Lo mismo opinaban en Dima (Bizkaia), pero allí la ponían en la frente. En otros muchos pueblos vascos, en cambio, estuvo más generalizado el remedio casero consistente en introducir los pies en un barreño de agua caliente, al que además se añadían ortigas –*asunak*–, cola de caballo –*azeri buztan*– y sal, método que comprobó Jose Miguel Barandiaran en Sara (Lapurdi). El mismo estudioso recoge el empleo, con idéntico propósito curativo, de un cocimiento de una hierba conocida como *maiatz belar*. En Dohozti (Nafarroa Beherea), en cambio, para curar la congestión de cabeza u *odolkulpe*, solían seguir un régimen adelgazante a base de tisanas, leche y jamón. En Liginaga (Zuberoa), recurrían a las sangrías porque, en palabras del mentado estudioso, hacían "reposar la sangre".

Resurrección María de Azkue, por su parte, observó en Zeanuri (Bizkaia), la costumbre de ponerse ortigas en la nuca, para curar los dolores de la frente. También recomendaban en aquella región usar agua de virgaza o *ayenezker*, conocida como "hierba de los pordioseros". En la citada Dohozti se aplicaban en la frente paños mojados, para atajar las jaquecas y migrañas, mientras que en Olaeta, Aramaio (Araba), se ponían sobre la cabeza un paño de hilo blanco mojado en leche fría. En algunos puntos de Nafarroa, con la misma intención terapéutica, se tomaban infusiones y cocimientos de corteza de sauce. Los de Aiara (Araba), por su parte, recurrían al espliego, mientras que los de la mentada Liginaga aspiraban vahos de agua caliente.

Otro tipo de curaciones de esta dolencia, con sus múltiples variantes, han estado estrechamente ligadas a los ritos solsticiales. Así, en Olaeta se quemaban en la *taloburrin* –pala de asar talos– las flores recogidas durante la fiesta de San Juan, a fin de usarlas para vahos cuando fuese preciso. En Liginaga, y según Barandiaran, han solido decir que bastaba lavarse con el rocío de la mañana de San Juan, para que desapareciera el dolor de cabeza. Si lo pretendido era que nunca doliese, preciso era tomar leche el primero de mayo, según decían los vizcaínos de Murelaga.

Pero los remedios más extendidos en el solar vasco para curar esta afección, no han sido los empíricos, sino los animistas, destacando la peregrinación a diversos santuarios y ermitas. Lugar, para este fin, muy popular en Lapurdi, fue la capilla de Nuestra Señora de Arantza, en Ainhoa, a donde acudían muchos vecinos de Sara. En Ostabat (Nafarroa Beherea), otros tantos romeros peregrinaron a la fuente de *Andre-Dena-Mariako-*

Iturri donde, después de lavarse manos y cara, dejaban mechones del cabello aquellos que habían obtenido curación.

En Bizkaia fue famosa la ermita de San Martín, junto a Munibe, en el término de Murelaga. También fue muy visitada antaño Nuestra Señora de la Antigua, en Ondarroa, donde, además de por los dolores de cabeza, acudieron muchos enfermos a buscar curación para otras enfermedades.

Los de Bakio han visitado San Juan de Gaztelugatxe, de cuya campana se decía que ahuyentaba el dolor de cabeza. Los de Zeanuri y Dima han solido ir, en cambio, a la ermita de San Justo, según refiere el doctor Anton Erkoreka.

Los guipuzcoanos han tenido como principales, en el aspecto aquí tocado, la ermita de Nuestra Señora de Zikuñaga, en Hernani; la de San Esteban, en Usurbil y la de San Pedro, en Zegama. Los de Ordizia metían la cabeza en el sagrario del monumento, el Viernes Santo, cuando este estaba vacío.

Por su parte, los alaveses acudían a la ermita de la Santísima Trinidad, de Santa Eulalia, situada en la sierra de Gibijo. Lo hacían el domingo siguiente a la Trinidad y acostumbraban recoger guijarros alrededor del templo, que, colocados en la frente, aliviaban los dolores de cabeza. Otros han solido ir a San Vítor de Gauna, alrededor de cuya ermita daban varias vueltas. Los muchachos de Apellaniz peregrinaban el día de San Juan a la fuente de Lacucho, o Akutxo, para beber de su agua.

Dentro de Nafarroa, fue lugar predilecto para luchar contra el dolor de cabeza el Santuario de San Miguel, en Aralar, observándose la costumbre de dar tres vueltas en torno a las cadenas allí existentes. Los de Obanos suelen beber todavía el vino pasado por la cabeza de San Guillén, el primer jueves de la semana siguiente al domingo de Resurrección. También ha curado los males de cabeza el agua pasada por las reliquias de San Gregorio Ostiense, en Sorlada. Los de Baztan, por último, consideraban que bastaba rezar a Santo Domingo para que la cabeza dejase de doler.

Problemas de la boca

Aunque normalmente sin consecuencias, uno de los males de boca más dolorosos es el de las aftas, poco conocido en el mundo tradicional vasco, pese a que en euskera se haya empleado en alguna ocasión la voz *aulearra* para referirse a él. Goicoechea Markaida, en su libro *Capítulos de la medicina popular vasca*, alude a su curación al decir: "Prácticamente todos los tratamientos son de la zona del Goyerri, y van desde la recomendación de limpiar las aftas con miel, *azulearra garbitzeko eztie*, o con una mezcla de esta y el agua de cocimiento de *salbibelarra* (*Salvia officinalis*), hasta practicar enjuagues con sal y vinagre (*gatza eta ozpin*). Otra receta aconsejaba practicar lavados con el cocimiento de salvia en vino..." El mismo autor recoge un tratamiento de Goizueta (Nafarroa), para curar las lesiones ampollosas de la lengua, según el cual "la sustancia empleada es el hollín –*kedar*–, aconsejándose tocar con la lengua la pared del hogar".

Más amplios y variados son los recursos puestos en práctica por el vasco tradicional, relacionados con los problemas de tipo odontológico. Destacan entre ellos la generalización del uso de distintos vahos, que en la población lapurdina de Sara fueron de agua o leche hirviendo, aunque también se usó allí los producidos a partir del cocimiento de ramas de *lainoa*. En la zuberotarra Liginaga el cocimiento era de flores de ramo, y con ello se combatían los dolores de muelas. En Nafarroa lo más usado fue, amén de los mentados vahos a partir de distintas flores, la aspiración de humos provocados al arrojar sobre las brasas algunas plantas secas. Si tales plantas habían sido recogidas por San Juan, se consideraba popularmente que aumentaban sus virtudes. Además de lo mentado, en tierras navarras fueron así mismo frecuentes los enjuagues con hiedra en infusión, a lo que en el valle de Arratia (Bizkaia), según Azkue, se asociaba el saúco, simiente de pimienta y sal, convenientemente mezclado con vino.

Terapia muy extendida igualmente contra estas dolencias fueron los baños de pies. En Dohozti, al agua caliente se añadía, según Barandiaran, *auskaldar*, es decir, las cenizas del hogar, así como salvado y pimienta. En Bizkaia tan solo ponían dichas cenizas y sal. Otros métodos curativos, según Azkue observase en la mentada Arratia, fue el frotarse la cara con el pelo de los granos de la rosa silvestre, y en Otxagabia (Nafarroa), el de colocarse en la muela enferma un grano de sal y un trocito de ajo. Los pastores de Urbasa, por su parte, según José María Satrústegi, se pegaban un hacha a la cara.

Problemas especiales ha planteado siempre la dentición infantil, por lo que han solido ser especiales los tratamientos empleados para favorecerla.

Fue Barandiaran quien comprobó en Dohozti la costumbre de frotar con aceite las encías de los niños, para facilitarles la dentición. En Bedia se le colgaban al cuello dientes de caballo y en la también vizcaína Larrabezua, y según el citado autor, de gato montés. Azkue, por otro lado, observó en la navarra Juslapeña, la práctica de colgarle un saquito con garras de topo al niño que está echando los dientes. En otros puntos de Nafarroa se ha solido dar a mascar malvavisco a los pequeños que padecían dolores de muelas.

En cuanto a los santuarios más frecuentados para lograr curaciones bucales, en Bizkaia estos han solido ser el de San Antonio, en Urkiola, y el de San Miguel de Arretxinaga, en Markina. En el primero los pacientes se enjuagaban la boca en la fuente existente junto a la ermita de Santa Apolonia, en el segundo arrancaban trocitos de los peñascos que hay sobre la imagen del arcángel y se los metían en la boca. Otros muchos vizcaínos han acudido igualmente a la iglesia de Luno, en Gernika. En Langarika (Araba), quienes tenían dolor de muelas besaban los clavos de una cruz de hierro, que allí existió, muy popular en toda la comarca. Sin salirnos de tierras alavesas nos encontramos con que muchas personas con dolor de muelas, acudían a enjuagarse con el agua de la fuente de Santa Lucía, en Llodio, lanzándola después sobre una huella grabada en la piedra, atribuida, según la mentalidad popular, a San Antonio en su camino hacia Urkiola. Otra práctica, observada por Barandiaran en Gasteiz, es la siguiente: "En Vitoria los niños acostumbran a recoger doce piedrecitas (según otros, siete) durante el toque de Gloria el Sábado Santo. Dicen que, llevándolas en bolsillos, o conservándolas en sus casas, no tendrán dolor de muelas durante el año. Hay quienes echan las piedrecitas en agua y luego beben esta para el mismo efecto". Añadamos que se ha tenido, en todo el orbe cristiano, y también en Euskal Herria, a Santa Apolonia como abogada de los males de boca.

Han solido decir en las zonas vizcaínas de Larrabezua, Derio y Arratia, según Azkue: *"Ostarkuari begiratueskero agiñak usteldu egiten da"* –"En mirando el arco iris, los dientes se pudren"–. Pero la preocupación por conservar los dientes limpios y sanos, además ha quedado de manifiesto en otras tantas prácticas, la más extendida de entre las cuales fue antaño frotarlos con orina de caballo. También se ha solido creer que el tomate es lo que mejor los limpia. Extendida estuvo igualmente en todo el solar vasco, según el propio Azkue, la idea de que cortándose las uñas cada lunes, los dientes se conservaban sanos y enteros. Al mismo autor, en la vizcaína Gorozika, le dijeron: *"Ira azi-barritxoa aginakaz zatitu ezkero agin orrek eztira usteltzen"* –"Despedazando con los dientes un helecho recién brotado, tales dientes no se pudren"–.

Afecciones de los ojos

Begietako –mal de ojo, que no aojamiento o *begizko* en este caso– es nombre eusquérico que engloba diversas molestias propias de los ojos, como son la irritación de los párpados, los pequeños derrames del globo ocular y una larga serie de afecciones leves, aunque no por ello menos molestas. Uno de los principales remedios populares para devolverles la salud ha solido ser, también entre los vascos, el uso de distintas infusiones y cocimientos, con los cuales se han practicado cuidadosos lavados. Líquido tenido por muy idóneo, en tal sentido, ha sido el agua de rosas –*arrosa ur*–, conseguida a partir de un cocimiento de rosas, que en distintos puntos de Nafarroa han solido ser silvestres. Aunque en el tratamiento de la conjuntivitis, se ha preferido la rosa canina o *saparlarra*, tomada en infusión a partir del cocimiento de los pétalos. Se ha conocido, igualmente para este fin, el uso de la zarzamora.

Conocidísimo ha sido también el lavado de los ojos con manzanilla, en especial en los casos del llamado catarro ocular. Aún en nuestros días, recomiendan los pediatras lavar los ojos de los recién nacidos, precisamente, con una infusión de manzanilla. A este respecto, le dijeron a Azkue en el navarro Baztan: *"Begiko mina kentzeko larramilu (kamamil) ura egosi ta arezaz begiak garbitzea da ona"* –"Para quitar el mal de ojos es bueno cocer agua de manzanilla y limpiar los ojos con ella"–. En otros muchos puntos lo empleado solía ser leche materna o bien saliva en ayunas, especialmente cuando de la curación de los ojos infantiles se trataba. Pero si lo que se pretendía era sacar del interior del párpado alguna porquería, según observación de Barandiaran en Liginaga, allí lo hacían con alguna pluma de ave.

Desde el punto de vista de los remedios religiosos relacionados con la vista y los ojos, toda la cristiandad ha tenido como abogada a Santa Lucía. Sin embargo, y sobre este particular, en Euskal Herria han sido visitados distintos templos de advocaciones diversas. Tal es el caso de la ermita lapurdina de San Antonio, en Sara, a donde acudían muchos enfermos, la mañana de San Juan, a mojarse los ojos en la fuente que allí existe. Famosa en la Edad Media fue la ermita de Nuestra Señora de Genteine, entre Maule y Urdiñarbe, en territorio de Zuberoa, poseedora de otra fuente de aguas propicias para los males de la vista. Además, se peregrinó, dentro de la Euskal Herria continental, a la ermita de Kapera, en Bidarte, y a la de San Juan, en Zihiga. Ya en la parte peninsular de Euskal Herria, o Hegoalde, destacó desde antiguo, en el valle de Salazar, la ermita de Nuestra Señora de Arguiloain, en Sarries. Allí existe otra fuente, cuya agua, además de para lavar los ojos, fue bebida por los romeros con idénticos fines terapéuticos de carácter oftalmológico.

En el terreno de la medicina preventiva encaminada a mantener sanos los ojos, Gerardo López de Guereñu recoge en sus escritos, referidos a Araba, que allí se tenía por saludable para la vista llevar pendientes de oro y acariciarse los ojos con un huevo recién puesto. Barandiaran, por otra parte, alude al temor de ciertas madres de Liginaga, que creían que el estrabismo se adquiría durante la primera infancia, por haber forzado la mirada estando de lado o con mala postura, en la cuna.

Mención especial merece el orzuelo, tenido por representativo, a niveles populares, de algunas actividades y caracteres humanos. Son diversos los puntos geográficos en los que se ha considerado que el orzuelo les salía a los mentirosos, aunque también a los avaros, según otros. En Garagarza, barrio de la guipuzcoana Arrasate, según Letona Arrieta, se curaba colocándole por la noche la hierba denominada *ebagi-bedarra*. También fueron frecuentes los baños con distintos productos, según los lugares, como las infusiones de manzanilla o la zarzamora, e incluso calentar harina de maíz para colocársela en el ojo afectado, según costumbre de Goizueta (Nafarroa), recogida por Juan Ormazabal. Aunque mucho más curioso es lo observado por Azkue en Nafarroa Beherea, según el cual: "El que tiene orzuelo debe pasar nueve veces en el ojo la sortija de una mujer viuda". O aquello otro que, en Zuberoa, le dijeron al mismo autor: "A la mujer en quien un viudo se ha fijado para casarse, se le forma un orzuelo, y para quitárselo se agita en el ojo nueve veces la llave de la puerta".

Dolencias de oído

Estuvo antaño muy generalizada la creencia, en medios populares, de que el dolor de oído lo provocaba un gusano que toda persona tenía en su pabellón auditivo. Precisamente por eso, para aliviarlo había que contentar a dicho bichito, o insecto del oído, como decían en Arratia, según Azkue. El mismo autor recogió en la vizcaína Mundaka la creencia de que: "Cuando el oído duele, el gusano que está dentro suele tener sed y es bueno meter en él unas gotas de agua bendita".

El mal de oído, que posee por nombre eusquérico *beharriko-mina*, en Sara (Lapurdi) y Dohozti (Nafarroa Beherea), según Barandiaran, se calma con el zumo de la alcachofa salvaje o *beharri belar*.

En Zeanuri (Bizkaia), en cambio, la hierba empleada en vahos fue una de hojas gruesas, que crece en los tejados, conocida como *teilatu belar* en euskera, y como "uvas de perro" y "uvas de gato" en castellano *(Sedum album)*. En Ataun (Gipuzkoa), según Arin Dorronsoro, se echó mano de la hierba *belarri belar* en ocasiones en zumo, pero otras veces frita en aceite. En la Ribera navarra se han usado vahos de infusiones de manzanilla, aunque otras veces, según Margarita Fernández y Ana Nieto, han solido freír dicha manzanilla en aceite, para aplicarla con gasas al oído. En otros puntos del norte de Nafarroa se ponían aceite en el que se había frito una ramita de perejil. Aunque, mucho más extendida aún estuvo la práctica de introducir gotas de leche materna, en el interior de los oídos enfermos.

También se achacaba a la sed que tenía el gusano de la oreja, el hecho de que zumbase el oído. En Elorrio (Bizkaia), se pretendía eliminar tal molestia con gotas de leche tibia –*esne epela*–. En otros puntos vizcaínos como Mundaka o Dima, y en el navarro Baztan, lo usado era agua bendita –*ur bedeinkatu tantak*–, mientras que en la guipuzcoana Arroa las gotas eran de aceite templado –*olio epel tantak*–. La costumbre de colocarse una piedrecita en la oreja, después del baño, para acabar con el zumbido característico de un conducto auditivo mojado, la observó Barandiaran entre los chicos de la guipuzcoana Ataun.

En cuanto a la sordera –*gorreria*–, en Zeanuri (Bizkaia), si no era muy acusada, se corregía, según Azkue, poniendo "rusiente una piedra blanca, se echa a la leche y se hace que su vapor entre en el oído. Hágase esto tres veces y quedará enconado el oído y después curado". Otro método curativo de la sordera, según el mismo autor, consistía en plantar un retoño de haya o roble alrededor de la ermita de San Cristóbal, en Aramaio (Araba). También decían que curaban el mismo mal las gotas de aceite desprendidas de la lámpara que alumbraba la imagen de San Gregorio Taumaturgo, en su ermita de Albiztur (Gipuzkoa).

Otras ermitas fueron visitadas también, especialmente para curarse las otitis, a lo largo del suelo vasco. En Olaeta (Araba), los niños con este mal eran llevados a la ermita de San Cristóbal, donde se cambiaba por aceite nuevo el que allí ardía. Con dicho óleo se frotaban los oídos infantiles durante nueve días seguidos. Pero el abogado de los males de oídos en Euskal Harria ha sido San Gregorio, al que además de en su ermita citada de Albiztur, se le iba a visitar a la que bajo su advocación existía en Urdiñarbe (Zuberoa),

Males de nariz

Conocidos con nombres tales como *burutik beitikoa* –de la cabeza para abajo–, en Sara (Lapurdi), o *marrantza*, en Dohozti (Nafarroa Beherea), el resfriado nasal ha sido el mal más común, según la mentalidad popular, del órgano del olfato. Además de sus denominaciones eusquéricas, Barandiaran recogió, en las dos poblaciones citadas, algún remedio curativo. En la primera aplicaban aceite en el conducto nasal, para facilitar la respiración durante el sueño. En la segunda era frecuente el uso de tisanas de borraja y malvavisco. En Liginaga

(Zuberoa), las tisanas solían ser de tilo, y en Sara, además, se emplearon también vahos de semilla de avena. Remedio de gran difusión fue, igualmente, la leche caliente con miel, a la que en algunos casos se añadía una copa de aguardiente.

Dentro de la Euskal Herria peninsular, se observó el empleo de vahos de un cocimiento de sauce –*iuntzia*–, según Margarita Fernández, coautora con Ana Nieto de *Las plantas en la medicina popular*, sobre todo en Navarra, aunque también se curaron catarros nasales con una mezcla de tila, malva y manzanilla, en vahos. Además, dicen las mismas estudiosas que fueron populares en el mentado territorio, para curar la sinusitis, colocar en los "senos frontales" cataplasmas de verbena –*pasmobelarra*–. En Kortezubi (Bizkaia), Barandiaran comprobó el empleo de infusiones de *zapatari egurra (Eranimus auropeus)* para los constipados, mientras que en caso de trancazo se buscaba auxilio en los de zumela o *kaskarrilla* –aladierna– *(Rhamnus alaternus)*.

Digamos, por último, que las hemorragias se contenían con variados procedimientos. En Sara se colocaba a tal fin una llave de hierro en la nuca, dos clavos cruzados en Liginaga, según Barandiarán, agua fría en el cogote en Apellániz (Araba). También con infusiones de cola de raposo y tapando la nariz con dicha planta, según López de Gureñu, y mojando el cuello con mucha agua, en Elorrio (Bizkaia), según Azkue.

La caspa

Sobre esta molesta afección del cuero cabelludo, nos encontramos con que tan solo Azkue, en nuestra bibliografía, se ha ocupado de ella con cierta amplitud, principiando por dar los diversos nombres con que ha sido designada eusquéricamente. Así, en Bizkaia la han llamado *arrosien, errosa, errosen, errosien, sanarrosa, sanerrosen, errosarna, zai* y *zalgi*. En Zuberoa *kazalda* y *kozalda*. En Nafarroa Beherea *ezkoila* y *zokolda*. Pero es *arrosa*, en general, la voz usada por navarros y guipuzcoanos.

De las curaciones que este autor da como populares, una la recogió en Ormaiztegi (Gipuzkoa). Decían allí que "para curar a alguien de caspa se hace un gorro con hojas de viñedo y se coloca en la cabeza del paciente, sobre el gorro un pañuelo". En la también guipuzcoana Arrasate, observó en cambio la costumbre de poner "en la cabeza una corona de rosas, que luego se seca en la chimenea". En Olaeta, Aramaio (Araba), por último, le dijeron que "para quitar la caspa se guardaban siete rosas de una rama, cociéndolas entre cenizas y leche sin jabón con unos trapos en la cabeza".

Además, también se hizo eco de la costumbre vizcaína de llevar a los niños casposos a la ermita de Santa Rosa, conocida por algunos como de Santo Domingo, entre Markina y Berriatua. En cambio, a los de Murelaga los llevaban a Nuestra Señora de Ondarroa. Los de Dima, por su parte, llevaban la noche de San Juan los niños atacados de caspa a un rosal, y en brazos les daban en torno a él tres vueltas.

De Amezketa (Gipuzkoa), dice que "hay iglesia de Santa Rosa y suelen traer donde ella a muchos niños. Santa Rosa tiene tres niños en las manos; y cada padre de los niños allí conducidos suelen frotar una gorra en la cabeza de aquellos tres niños y luego se le pone al suyo para quitar la caspa". Por otro lado, dice que los navarros han solido acudir a la ermita de "Reina Santa Felicia", en Labiano, donde el día de Santiago se celebra una misa a las cuatro de la mañana.

Anginas y otros males de garganta

Ha sido bastante tradicional entre los vascos referirse a "anginas" a la hora de aludir a las distintas dolencias de garganta. De recoger sus voces eusquéricas, distintas según unos lugares y otros, también se ocupó Azkue. Según él, es de Nafarroa Beherea y Zuberoa la voz *eskudantza*, si bien en Donapaleu también se empleó el vocablo *eskilantza*. En Bizkaia han usado del término *samakomina* y en Gipuzkoa y Nafarroa de la expresión *ornua*.

Tratamiento para combatir el mal de anginas, muy extendido en toda Euskal Herria, ha sido el zumo de limón. Pero no fue este el método exclusivo, porque también se echó mano en Nafarroa de infusiones de cardamina hirsuta, tal como apunta Margarita Fernández y Ana Nieto en su obra citada, o como observó Barandiaran en la suletina Liginaga, del cocimiento de *nabar-ostu* –zarzamora– para realizar gárgaras. Igualmente, en amplias zonas de la misma Nafarroa se conocieron enjuagues con cocimientos de romero.

Otro método curativo fue el uso de emplastos, que en la comarca de Arratia (Bizkaia), le dijeron a Azkue que habían de ser de salvado asado, metido en una media, la cual se aplicaba al cuello enfermo. Según el mismo autor, en Barkoxe (Zuberoa), el emplasto se conseguía cociendo "en aceite nido de golondrinas". De Zeanuri (Bizkaia), en cambio, refiere que: "Se cuecen hierbas de pastizal y su agua es buena para suavizar el interior una vez enfriada. Para suavizar la boca se endulza con azúcar (antes con cebada) el agua de limón y se beben unas cuatro tazas de agua de ortigas y después se hacen gárgaras con agua de malvavisco y miel y vinagre. Así se curan las anginas." Otra receta, conocida por navarros de Larraun y guipuzcoanos de Amezketa, era dar de comer, a quien tenía amigdalitis, "piel de culebra muy desmenuzada y mezclada de salvado".

La ronquera la curaban en Kripan (Araba), según Medrano, con agua de carrasquilla. También en tierras alavesas se empleó la saliva en ayunas, como terapia para curar los males de garganta. Según Arin Dorronsoro, en el Goierri guipuzcoano era más común, para obtener parecidas curaciones, tomar cocimientos de *eztarri belarra* y otras plantas aromáticas, como el orégano, el tomillo o el plántago mayor. Otras veces se aplicaba al cuello una bolsita con cenizas calientes. Igualmente se usaron infusiones en Lapurdi, donde Juan Thalamas observó que tales solían ser de zarzamora, preferentemente. En Navarra, según Margarita Fernández y Ana Nieto, se aspiraban vahos de cocimiento de las flores de saúco, aunque así mismo se hacían gárgaras con infusiones de ruda. En Apellaniz (Araba), los gargarismos, dice López de Guereñu, eran de un cocimiento de llantén o *plantaina*.

Para curar a un niño enfermo de amigdalitis, el curandero de la navarra Fustiñana, tal como lo refiere Anton Erkoreka, lo sentaba "en una silla y, colocándose frente a él, le frotaba durante uno o dos minutos con aceite la cara interna del antebrazo, haciendo cruces sobre la misma. A continuación, colocándose detrás del enfermo, le cruzaba los brazos sobre el pecho y le agarraba las manos para que sobresalieran de la espalda, y de esta manera, estando el niño autoabrazándose, le traccionaba vigorosamente de las manos de forma que se intensificara el autoabrazo".

En cuanto al abogado de los males de garganta, muchos pueblos de Euskal Herria han considerado a este San BIas. Por eso se acostumbraba llevar pan a bendecir a la iglesia el día de su festividad. Especial popularidad alcanzó esta fiesta en Biasteri-Laguardia (Araba), así como los roscos y tortas característicos, cuya ingestión se ha tenido por preventiva de este tipo de afecciones a que nos hemos venido refiriendo.

II
ENFERMEDADES DEL APARATO
RESPIRATORIO

La tos y el catarro

El catarro, conocido en euskera como *katarroa*, *estua* y *marranta*, se ha solido curar popularmente, y principalmente, a base de emplear diversas hierbas medicinales administradas de distintos modos. En Zarautz (Gipuzkoa), por ejemplo, según Juan Iruretagoyena, se empleaba el espino albar –*aranzuri* o *elorri zuri*–. Otra planta de gran predicamento contra catarros y trancazos fue el malvavisco –*malbabisku*, *malbaxuri* o *gloriatze*–, tomado en infusión o macerado en leche, según Margarita Fernández y Ana Nieto. En la cuenca de Pamplona, según estas mismas autoras, era más común el empleo de infusiones preparadas con una mezcla de tila, manzanilla y malva, y en los valles pirenaicos navarros y la Ribera, de plántago mayor –*zain belarra*–.

También Azkue se hizo eco del empleo de algunas plantas para combatir catarros y similares. Así, en Larraun (Nafarroa), le dijeron: *"Katarroa kentzeko ona da astapaloaren ostoa"* –"Para quitar el catarro es buena la hoja de la cardencha"–. Los alaveses de Olaeta, por su parte, preparaban a tal fin infusiones de cascarrilla, aunque no descartaban el vino endulzado ni el hollín de las chimeneas. En Zeanuri (Bizkaia), en cambio, estuvo más difundido el uso del agua azucarada de cebada, si bien también solían poner en el pecho emplastos de linaza.

En otros lugares, como Ataun (Gipuzkoa), se confió en las infusiones de malvavisco y cebada, según Arin Dorronsoro. Del mismo autor procede la información de que, igualmente en esa población guipuzcoana, se usaron los cocimientos, por lo general en vino, de orégano, malvavisco, cebada, hojas de nogal y *Tussilago farfara*. Cocimientos de orégano –*aitz-bedar*– en leche e inhalaciones de vahos de eucalipto, fueron corrientes en Garagarza, barrio de la guipuzcoana Arrasate, como se desprende de algún estudio de Letona. En Sara (Lapurdi), el catarro, dice Barandiaran, lo curaban colocando en el pecho del enfermo bolsas llenas de salvado caliente, aunque también tomaban cocimientos de flor de borraja en leche. Hojas de fresno usaron en Ultzama (Nafarroa) y en otros puntos de la zona media de este mismo territorio, cocimientos de carrasquilla, tomillo, espliego, flores de pacharán y fresno.

Otras terapias aplicadas contra el catarro fueron la leche de burra, como decían en Elosua (Gipuzkoa), y los cocimientos de ajos en vino, aderezados con manteca y azúcar, según Goñi y Ormazabal respectivamente. De José María Satrústegi es el dato referido a Oskotz (Nafarroa), donde prevenían los catarros andando desnudos para empaparse con el rocío, la mañana de San Juan. También se tuvieron por beneficiosas contra esta dolencia las flores recogidas el día solsticial, para después quemarlas cuando surgiese la ocasión. Diversas leyendas hablaban de la necesidad de que, además de recoger ciertas plantas la mentada mañana de San Juan, fuesen plantadas con azada de oro y después secadas a la sombra. Dentro de este apartado de las prevenciones cabe incluir la recomendación que hacían en Liginaga (Zuberoa), donde dice Barandiaran tenían por buen remedio no llevar nunca calzado mojado. Tiene que ver con la creencia observada por Azkue, en la vizcaína Zeanuri, de que el catarro se cura, sencillamente, con algo caliente.

En cuanto a la tos, los lapurdinos de Sara la mitigaban tomando tisanas de *arranpa* –tal vez rábano o fresa–, según Barandiaran, mientras que otros lapurdinos, de manera más general, tal como comenta Thalamas, echaban mano de infusiones azucaradas de *eztul belarra (Tussilago farfara).*

Añadamos, ya en el terreno de la terapia religiosa, que los del valle navarro de Yerri, según Iribarren, para curarse el catarro rezaban a Nuestra Señora de Tosca, o de la tos, la cual tiene una capilla en Erraul. Y dentro del refranero alavés, por último, López de Guereñu se hizo eco de tres refranes de la zona de Apellaniz, según los cuales: "Catarro mal curáu, tísico declaráu", "Catarro sudáu, catarro curáu" y "Para curar el catarro, guindillas y buen jarro".

La gripe

En la bibliografía manejada para la elaboración de este libro, tan solo nos encontramos con un estudioso que aluda a la gripe y sus remedios populares. Se trata una, vez más, de Anton Erkoreka, y el escenario de sus investigaciones la zona vizcaína de Bermeo.

Le dijo allí una paciente que la gripe –*gripie*– tiene por síntomas "hacer sentir el cuerpo baldado, no poder ni sostenerse sobre las piernas y tener ganas de estar acostado" –*"gorputxe kantzata, egon esiñik kaderan ganien da oien egoteko ganigas"*–. En cuanto a la terapia más común observa el empleo de leche, miel, coñac y una aspirina, tomado combinadamente antes de acostarse, con la idea de hacer sudar el cuerpo. También observó el uso de infusiones de flores de borraja –*borraijjie*–, indistintamente consumidas en tratamientos contra la gripe y contra los constipados.

La pulmonía

Se ha achacado como causas principalísimas de la pulmonía –*alboreango, alboriengo* o *alboringo*–, el contagio, sobre todo a través del aliento, y mediante el enfriamiento, razón por la cual fue especialmente temido el aire nocturno. Particularizando sobre la congestión pulmonar, que como dice Barandiaran, en la región zuberotarra de Liginaga llamaban *axkordua* –fluxión del pecho–, atribuían esta a la falta de sueño y gran fatiga.

En el tratamiento de esta dolencia, como en casi todas las del aparato respiratorio, se han empleado también diversas plantas medicinales, especialmente en vahos y cocimientos. Azkue refiere dos métodos curativos a tal respecto, uno de Olaeta (Araba) recomienda el agua cocida de grama. En la región de Arratia (Bizkaia), en cambio, le dijeron: "Para quitar la pulmonía se debe purgar con ¿gamoncillo?

y después sudar. Para esto debe uno tomar de vez en cuando agua hecha con hierbas ¿de pulmonaria? Si tiene calentura, se le ha de poner en el lado enfermo un emplasto hecho con ajo y simiente de berza."

En otros puntos de Araba, según Puente Amestoy, todavía a principios del siglo XX se combatía la pulmonía con cocimiento de los tubérculos del tortero –*sora muguiya*–. En Nafarroa estuvieron muy extendidos los emplastos de menta de lobo –*lekuzi belar*– para curar pleuresías. En Liginaga, según Barandiaran, la mentada *axkordua* se trataba con vahos de cocimiento de tila, permaneciendo el paciente cubierto con una manta. Por su parte, Arin Dorronsoro observó en la guipuzcoana Ataun el empleo de un cocimiento mezcla de *azki-zurie, ziñurrie* y *sanguinariobelar*, que tal vez corresponden, en opinión de Goicoetxea Markaida "a *Agropyrum repens, Phyllirea media* y *Polygonum aviculare* o *Zpareonychia argentea*, todas ellas con cierta acción diurética".

Otro tratamiento, usado sobre todo para curar el dolor de costado que en ocasiones acompaña a la pulmonía, ha solido ser en Sara, según Barandiaran, el empleo de ventosas, a fin de extraer los malos aires a los que se consideraban causantes del mismo. En otros lugares, como la Ribera o Goizueta, en Nafarroa, y Garagarza, en Gipuzkoa, usaron cataplasma de verbena –*pasmo-belarra*–, que, en la igualmente guipuzcoana Orexa, se combinaba con *Achispa millefolium* –*millua*–. Un remedio observado por López de Guereñu en Apellaniz (Araba), era dar "fricciones muy enérgicas en piernas y espalda con ortigas", aunque también han solido tomar infusiones de maquis *(Aristotelia chilensis)*.

Sobre este particular citado, el de las fricciones y ortigaciones, basándose en observaciones propias, Anton Erkoreka escribe: "algunas personas mayores, cuando notan los primeros síntomas de enfermedad se hacen frotar fuertemente la espalda con un calcetín grueso de lana y a continuación les aplican friegas de alcohol en la zona estimulada. Antes de acostarse, pueden también frotarse así mismo los brazos y las piernas y aplicarse alcohol. El tratamiento lo completan con la ingestión de algo caliente como leche o caldo o incluso algunas de las fórmulas ya citadas como leche-miel-coñac y a veces una aspirina. Todo ello les produce una fuerte sudoración que consideran beneficiosa para cortar la evolución del cuadro". Habla, además, de un método más agresivo consistente en golpear "con un ramillete de ortigas *(asunek)* en la espalda hasta que se produce una fuerte reacción que incluso llega a sacar grandes ampollas. A continuación frotan vigorosamente la zona con alcohol o vinagre y se acuestan. Hay personas que completan este enérgico tratamiento popular aplicándose las ortigas en las extremidades inferiores".

La tosferina

Hasta hace unos años la tosferina, enfermedad altamente contagiosa, caracterizada por una tos convulsiva, fue causa de gran mortalidad infantil. De dos nombres en euskera se hizo eco Barandiaran, los cuales son *xakurreztul* –tos de perro–, localizada en Sara (Lapurdi) y *kokaluxia* –galicismo con raíz en "coqueluche"–, en Dohozti (Nafarroa Beherea).

El tratamiento empleado en la curación de esta dolencia, según el citado autor, fue la ingestión de infusiones de malvavisco, en la también mentada Dohozti. En la zuberotarra Liginaga, preferían en cambio cocimientos de centaurea menor –*ama birjina-belar*–. En amplias zonas de Nafarroa, lo usado con la misma terapia fueron infusiones de hinojo –*anitza bedar* o *millua*–, aunque, en Goizueta concretamente, según Ormazabal, las infusiones dadas al niño enfermo han solido ser de hojas de fresas silvestres –*mauria belarra*–. El mismo Barandiaran, e igualmente en Liginaga, observó otro procedimiento combativo contra la tosferina, cual era el de colocar "en un pasador *(iazkeia)* caracoles cubiertos con una ligera capa de azúcar, debajo del pasador se pone una vasija donde se va recogiendo el zumo *(gabuna)* que aquellos despiden; este zumo se da de beber, a cucharadas, al enfermo".

El asma

Esta dolencia respiratoria posee una gran diversidad de denominaciones euskaldunas, en función de las distintas corrientes lingüísticas de otras tantas regiones. Algunas de las más comunes han sido: *atsandi, amasa armiña, arnasbear, argedu, asmen, haspitura, hatsnekhe* y *txurrum*.

También han jugado un papel fundamental el empleo de algunas plantas en los procesos curativos de las distintas afecciones bronquiales, el asma entre ellas. Según Azkue, en la vizcaína Zeanuri "el asmático no debe tomar otra cosa que agua de hojas

33

cocidas de hiedra y mezclada con un poco de jugo de saúco: dos cucharadas al día". Por su parte, las ya citadas Margarita Fernández y Ana Nieto observan el uso de infusiones de flores de azahar, tomillo y romero en la Nafarroa atlántica. En cambio en la guipuzcoana Orexa, tal como indica Latxaga, se usó emplastos preparados con verbena.

De la baja navarra Dohozti, según Barandiaran, es la bebida preparada con aguardiente, azúcar, menta y borraja, que "debe hacerse en verano en sitio donde dé la luz directa del sol", y la consumían tanto los asmáticos como aquellos que padecían diarreas. En otros puntos de la Nafarroa peninsular, se usaba de hojas de col, calentadas en la chapa del fuego, y colocadas en el pecho del paciente.

Referida al valle de Arratia (Bizkaia), es la siguiente observación de Azkue: "Para quitar el asma se hace esto: soltar el cuello, pecho y muñecas y frotarlas con un trozo de lienzo, después restregarlos primero con agua fría, después con una algo más caliente. Luego de esto, hacerle entrar en cama templada y se le dará a beber agua de malvas". Erkoreka se refiere a otro tratamiento consistente "en cocer en un cuartillo de leche una cebolla de tamaño regular hasta que se evapore la mitad del líquido. El producto resultante se bebe e incluso, si se quiere, se puede comer la propia cebolla".

Como remedio de carácter animista, Barandiaran habla de uno de los pozos existentes en Game o Camou (Zuberoa), conocidos como *Laminaziloak* –huecos de las lamias–, a cuya agua salada han solido acudir a bañarse muchos asmáticos.

La tuberculosis

Conocida en euskera como *bularreko-mina* o *potreinerra*, la tuberculosis pulmonar ha sido frecuentemente atribuida por el pensamiento popular a sudar mucho y resfriarse, y, como todavía suele decirse, a un catarro mal curado. Además, se consideraba que se instalaba en el interior del enfermo un aire maligno o *aide gaixtu*, no sanando mientras este no abandonase su cuerpo. Para expulsarlo era preciso hacer sudar al paciente, por eso muchos afectados de Iparralde acudieron a los baños termales de Dax, con ese propósito. Algo similar debían procurarse los enfermos de Dohozti, dice Barandiaran, cuando se daban fuertes friegas con alcohol por todo el cuerpo.

Igualmente se echó mano de plantas medicinales en la curación de esta dolencia. Según Margarita Fernández y Ana Nieto, en la Ribera navarra hacían uso de un cocimiento de salvia, celidonia y verbena, el cual, endulzado con miel, se ingería en ayunas para que surtiese efecto. Otra planta usada en la vizcaína Kortezubi fue la conocida como *uztei bedarra —Rumex crispus—*, mientras que en la Rioja alavesa, según Arizaga, usaban la *Polygala amara* y la *Polygala vulgaris*. Además, es conocida la ingestión de ciertos licores preparados ex profeso para combatir la tisis pulmonar. La mismas autoras dan como navarro un licor popularmente obtenido a base de *gilzaurra* —corteza verde del fruto del nogal, macerada en vino de misa—.

Otro remedio contra la tuberculosis, lo da el doctor Barriola en la obra que venimos referenciando en estas páginas. Dice en ella que un curandero le "ensalzó los buenos efectos que, en su primera fase, se obtiene tomando la orina, recién emitida, del niño de un año, que tiene la virtud de fortalecer el pecho". El mismo.Barriola alude a una curandera, cuando escribe: "Su eficaz tratamiento de la tisis se centra en la administración de un vino blanco, preparado por ella misma con aditamento de hierbas escogidas, cuyo secreto se reserva, y en una extraordinaria sobrealimentación de la que forman parte importante los huevos con su cáscara, que deja macerar en zumo de limón, administrándolos luego con el mismo zumo."

III

DOLENCIAS CIRCULATORIAS

Algunos datos sobre el bazo

Conocido como *bare, bartxe* o *arie*, el bazo ha sido el causante de un característico dolor en el costado izquierdo, popularmente llamado "limaco" y que en el navarro Roncal o Erronkari denominaban *banzo*, pero en otros muchos pueblos de Euskal Herria *barea*. Dicho dolor ha podido presentarse después de un esfuerzo físico, una carrera por ejemplo, sobre todo si se ha realizado en plena digestión. Si, en cambio, el dolor aparece en el costado derecho, entonces el causante es el hígado. El doctor Barriola se hace eco de este asunto, al escribir: "¿Quién, de chico, dando una carrera después de comer, no ha tenido que pararse en seco atenazado por un vivo dolor, en un costado y de preferencia el derecho? Atacado por la 'barea' (limaco), se ha de detener y agacharse para coger una piedra del suelo, erguirse, mojarla de saliva y volver a colocarla en su sitio. La 'barea' ha desaparecido y se puede correr de nuevo. La distensión de la cápsula del hígado, ingurgitado durante la digestión, provoca este dolor, vivo como una lanzada, lo mismo que puede suceder en el otro lado con el bazo; la presión que al agacharse produce en la víscera, ocasiona una ligera deplección que hace cesar el dolor".

Este procedimiento de recoger una piedra, escupirla y volver a dejarla donde estaba, ha sido observado en amplios territorios de la geografía vasca. Azkue lo pudo comprobar en la guipuzcoana Zegama, mientras que en el valle navarro de Baztan, como dice él mismo: "cuando al costado se levanta el bazo hay que poner tres piedras una sobre otra y se le dan tres vueltas a la mano alrededor de las tres piedras". Pero el procedimiento observado en la bajonavarra Donazaharre, para idéntica circunstancia, consistía en colocarse sobre el punto dolorido un emplasto de excremento de vaca. En la zuberotarra Barkoxe, según el mismo autor, "si a una oveja le viene el dolor del bazo, se le pincha con un alfiler y se le cura". Recogió, además, un refrán, según el cual "lo que es bueno para el hígado es malo para el bazo" –*"gibeleko on dana, bareko gaizto"*–.

La tensión arterial

Para regular la tensión arterial, se observó en toda Euskal Herria el uso generalizado de distintas hierbas y plantas medicinales. En *Las plantas en la medicina popular*, Margarita Fernández y Ana Nieto se hacen eco del uso, en toda Nafarroa, de infusiones de las raíces y hojas de aladierna –*zumalikar* o *burgi*–, tomadas en ayunas para "adelgazar" la sangre o, dicho con más propiedad, como hipotensor. En otras zonas del citado territorio, fue más corriente el empleo de ramas, troncos y raíces de endrinas –*aran, patxaran* o *sasiokaran*–, para bajar la tensión. En otras zonas próximas a Gipuzkoa, así como en Lumbier o Aoiz, lo usado fueron ramas y frutos de guillomo, mal llamada carrasquilla, en infusión. Igualmente se empleó para bajar ia tensión la centaurea menor –*amabirjinaren bedarrak*–.

En otros lugares, como en la guipuzcoana Garagarza, procuraban bajar la tensión arterial con hierba pulmonar –*ipurgorixe*–, según Letona Arriera. En otra población guipuzcoana, como es Ataun, lo empleado con similar objeto fueron, según Arin Dorronsoro, las hierbas conocidas como *santio belarra* y *santio illarrea*. Dice el mismo autor, que también se tomaron en ayunas cocimientos de *belarmiñe*, de *karea* –cal– y de *kearrea* –hollín–. Por su parte, Latxaga habla del uso de la *sanguinariobelar* en la zona del Goierri guipuzcoano.

También se ha observado el empleo del muérdago –*miura, biguri* o *sagar miruri*–, como hipotensor y tónico cardiaco en amplias zonas del País Vasco, al igual que las ortigas –*osiñe* o *asuñe*–, tomadas en cocimientos. Refiriéndose a la alavesa Apellaniz, López de Guereñu dice que "cuando se tiene la sangre gorda, muy fuerte, para adelgazarla es bueno tomar un cocimiento de ortigas... tisana de *astura* (muérdago)... beber en ayunas, durante tres días, cada mañana, un vaso de agua con hollín de la chimenea".

Otro método para regular la circulación sanguínea, y citado por Erkoreka, como observase en la vizcaína Bermeo, ha sido "tomar infusiones de Celidonia" –*iodo bedarra* o *arnike bedarra*–. Además, le informaron que "para limpiar la sangre se ponen cinco hojitas de nogal en un cuartillo de agua, se cuece hasta que se reduce a la mitad y se toma en ayunas". Igualmente, se tomó la raíz de grama como manzanilla. Por último, le dijeron que mejoraba la circulación "bañar los pies y las manos con una infusión de *mamukijjo* –malva–, *erromerue* –romero– y *San bedarra* –llantén mayor–".

La anemia

Llamada *erruka* u *odol-gaiso*, la anemia se ha tratado de evitar a base de ingerir el máximo de agua ferruginosa posible. De Barandiaran es la alusión siguiente, referida a la Iapurdina Sara: "Contra la anemia, o como dicen aquí, *odola azleartzeko* 'para vigorizar la sangre', es bueno beber agua de la fuente de Andoitzea (caserío de Sara). Es agua ferruginosa, de la que dicen: *erdoila du*, "tiene óxido de hierro". El mismo autor alude al empleo de *azuntzia-belar* –hierbas de ajenjo–, que en medio vaso de vino se dejaba macerar toda una noche, antes de su consumo.

Remedio contra la anemia ha sido también, sobre todo tratándose de niños, darles a beber leche de burra sin hervir –*erra beroa*–, según refiere Karmele Goñi refiriéndose a la guipuzcoana Zerain. En Goizueta (Nafarroa), según Ormazabal, utilizaban un preparado a base de yemas de huevo con sus cáscaras pulverizadas, así como azúcar y limón, que se dejaba tres noches al sereno. En la guipuzcoana Garagarza, según Letona Arrieta, recomendaban contra esta dolencia un cocimiento de corteza de roble.

Además, se visitó la Fuente de la Ermita, en Fontellas (Nafarroa), cuya agua se consideraba muy saludable. También se han visitado algunos santuarios para buscar remedio a la anemia. Refiriéndose a

Larraun (Nafarroa), cuenta Azkue: "Cuando un niño es muy débil pésesele y llévesele al Arcángel San Miguel (a su santuario de Aralar) tanto trigo como pesa el niño y pronto se le verá andando por su pie." Otro tanto hacían los vizcaínos de Arratia, pero ellos acudían a la ermita de la Magdalena, en Lamindano, barriada rural de Dima. Añade el mismo autor, refiriéndose ahora a Gipuzkoa: "En Mondragón y en el antiguo valle de Léniz, como también en Olaeta (Aramayona), niños enclenques son llevados a Gatzaga (Salinas) y ofrecen por ellos a Nuestra Señora de Dorleta tanto trigo como pesan."

Diabetes, colesterol, ácido úrico y otras dolencias sanguíneas

La diabetes o glucemia se denomina en vasco *goxoeri*. Para combatirla se ha empleado, de manera general en todo el ámbito vasco, el perejil –*perresilla*–. La citadas Margarita Fernández y Ana Nieto hablan de su empleo en Nafarroa, donde se ingería en ayunas, bien en infusión o macerado durante una noche, en un vaso de vino blanco. También se usaban en amplias zonas del país hojas de nogal –*intxaur* o *giltzaurra*–, en cocimientos. Erkoreka escribe sobre "un método popular, bastante antiguo, que era específico en recoger las flores de árgoma *(otie)*, dejarlas secar a la sombra en un lugar aireado, y tomar infusiones de las mismas".

Cita Erkoreka "otro método, posiblemente de la curandera de Añorga, y que se utiliza para bajar el colesterol, el ácido úrico y la 'diabetes', consiste en añadir 100 grs. de perejil entero a un litro de vino blanco y dejar reposar durante doce días. Transcurrido ese tiempo, se toma una copita de vino antes de las comidas".

Por último, cabe aludir a la popularidad que alcanzó la zanahoria –*zaingorri*–, de la que se decía que su agua era buena para la sangre. Precisamente a ello se refieren, según Arin Dorronsoro, quienes le dijeron *"zaingorrin ure eaten da odol-miñe sendatzeko"*. Igualmente se han usado, como dice Goicoetxea Marcaida, hierbas tales como la *basaerromeroa* y la *gentxillu-belarra*.

Almorranas y varices

Las almorranas o hemorroides son conocidas en euskera romo *txuringa-odol*, cuyo equivalente castellano, según Azkue, podría ser "sangre del esfínter del ano". Dice el mismo autor que "para curar las almorranas hay que hacer esto: beber agua fría y poner emplastos de linaza, malvavisco y adormideras, después lavativas de agua templada y tomar vahos de agua de cardencha", según fórmula aprendida en la vizcaína Zeanuri.

Otros nombres para designar a la misma dolencia en Euskal Herria, todos ellos incluidos en la obra de Goicoetxea Marcaida, *Capítulos de la medicina popular vasca*, son: *amburu*, en Berango (Bizkaia); *odoluzki*, en Nafarroa, Bizkaia y Gipuzkoa; *piko*, en Ezpeleta (Lapurdi) y *txuringo-dol* en Bizkaia y Gipuzkoa.

Por su parte, las también mentadas Margarita Fernández y Ana Nieto, se ocupan de esta cuestión en su obra, así mismo referenciada en estas páginas, *Las plantas en la Medicina popular*, señalando que en la Nafarroa media, próxima al límite con Araba, para las almorranas sangrantes se empleó en cocimiento la cola de caballo *–azeri-buztan–*. En cambio, en el noroeste navarro prefirieron, para idéntica curación, los cocimientos de raíces de quinquefolio *–anka-gorri; antzalar belar* o *bost-borria–*, recogidas coincidiendo con el inicio del otoño. Dicho cocimiento se ha administrado tanto por vía oral o tópica, como en vahos de asiento. La misma autora alude al uso que algunos navarros y vizcaínos hicieron de las infusiones de zarzamora *–larra, sasia* o *lartza–*, aplicadas directamente en las hemorroides, mediante torundas empapadas en el mentado líquido. Otros usaron, aplicados sobre el mal, cocimientos de nogal y tomillo.

A las almorranas se refiere igualmente Erkoreka al escribir en la mentada obra *Análisis de la medicina popular vasca*: "Para tratar las hemorroides, almorranas, dicen que es bueno, tanto la saliva de ayunas como la lejía, averiguándosele a esta última la misión de 'quemar' las almorranas." El mismo autor se ocupa de las varices, al escribir: "Hemos recogido un método que, casi con toda seguridad, procede de la curandera de Añorga. Consiste en fragmentar la cáscara de doce caracoles, de forma que sigan vivos el mayor tiempo posible, y colocarlos sobre las plantas de los pies. A continuación se envuelven con un trapo y se cubren con una bolsa de plástico para no ensuciar la cama. Este emplasto, se mantiene durante toda la noche y se repite la operación varias noches seguidas, hasta que los caracoles empiezan a aparecer manchados con la 'mala sangre' que extraen de las varices, *barisek*, de las piernas."

Los depurativos

Ha sido común, a todas las culturas tradicionales, la idea de que la sangre debe purificarse cada cierto tiempo o en determinadas circunstancias. La costumbre tampoco fue desconocida en Euskal Herria, donde se dieron diversos tipos de depurativos, entre los que destacaron los popularísimos purgantes. A este respecto, Barandiaran recogió en la lapurdina Sara la información siguiente: "Según mi informante Antonio Arburúa, de Ibartsogaina, los antiguos aseguraban que en invierno es conveniente para la salud de las personas que haga frio, lo que contribuye a purificar la sangre *(odola mehatu)*; de lo contrario, se contraen fácilmente las enfermedades." El mismo autor señala, como observado en la baja navarra Dohozti, el uso de tisanas de romaza –*ahagua*–, así como la borraja y el malvavisco, para curar las impurezas de la sangre. Los de Liginaga, ya en territorio zuberotarra, preferían los purgantes, muy conocidos, como señalábamos, en toda la geografía vasca.

De las también citadas Margarita Fernández y Ana Nieto es la referencia que alude al uso, en el noroeste navarro, de la cola de caballo como depurativo. La que señala el empleo del hinojo. La que indicaba que los de la Ribera del mismo territorio histórico tomaron, para limpar la sangre, infusiones de romero, tomillo y manzanilla, repartidos de igual manera. Y que, con idénticos fines depurativos, se echó mano, así mismo, de zarzamora y hojas de vid, sobre todo roja, en infusiones.

En otro punto de Nafarroa, Goizueta en este caso, según Ormazabal, se observó la costumbre de purificar la sangre con tallos de ortiga blanca —*osiña*—, en infusión. Mientras, según Letona Arrieta, en la guipuzcoana Garagarza se servían de cocimientos de hojas de *Verbena officinalis*, con el mismo propósito.

Sangrías y sanguijuelas

Aunque Barandiaran dijera que en Dohozti (Nafarroa Beherea), no se recurría al empleo de sangrías en las personas, lo cierto es que esta práctica, al parecer, estuvo bastante extendida por el País Vasco años atrás. Eso sí, el mentado estudioso observó en el mismo lugar que "a los cerdos los sangran por la oreja en casos de 'golpe de sangre' o parálisis y a las vacas por la papada".

Pero las sangrías no fueron solamente un método curativo del que se servía la medicina popular. Por el contrario, era práctica común en el ejercicio de la medicina oficial o científica, la cual tenía, igualmente, gran fe en su eficacia terapéutica. Tal es así, que ya en 1495 el primer texto médico le dedica íntegramente el segundo de sus tratados. Recoge la referencia bibliográfica, el profesor Luis S. Granjel, en el primer tomo de su *Imprenta médica vasca*, donde aparece el índice de dicho tratado, de la siguiente manera: *"Comienza el segundo tractado de la flobotomia o sangrías. Capítulo primero; Capítulo ij. de los iuyzios de las venas y de las sangrías dellas; Capítulo ij. (sic) delas utilidades dela sangría; Capítulo iiij en que manera cada vena se ha de sâgrar y por quales dolencias; Capítulo v. delos remedios contra las inchazones de las venas después dela sangría. Capítulo vi. delos tiêpos côueniêtes y dispuestos de san-*

grar; Capítulo vij. del iuyzio dela sangre que sale; Capítulo viiij. del regimiento en la sangría."

Al texto anterior alude Antón Erkoreka, antes de referirse a observaciones propias, la más curiosa de las cuales, centrada una vez más en Bermeo (Bizkaia), dice que ninguno de sus informantes ha conocido el uso terapéutico de las sangrías, si bien "todos recuerdan que se usaban en tiempos de sus padres, o sea a finales del siglo pasado" (se refiere al siglo XIX). Para practicar las sangrías se empleaban sanguijuelas, conocidas allí como *usanak*, de las que, además, dice que: "se aplicaban, por prescripción médica a aquellas personas que tenían mucha sangre". También se ponían sobre bultos, golpes o grandes moratones para vaciarlos de sangre.

Precisamente de sanguijuelas, o mejor dicho, a ellas, dedicó todo un estudio José María Satrústegi, titulado *El mercado de sanguijuelas en el País Vasco*, Concretamente en la introducción de dicho trabajo, dice textualmente: "La sanguijuela *(iteina)* es un gusano que ha tenido gran aceptación, hasta hace unos años, en el campo de la medicina. Su clásica capacidad de succión era una capacidad muy apreciable para extraer sangre y rebajar así la presión arterial a determinados enfermos. Naturalmente el uso generalizado del procedimiento requería una red comercial que garantizara el abastecimiento de los núcleos más importantes de la región, con las peculiaridades e inconvenientes que pudiera entrañar la conservación y distribución de seres vivos, en el lugar de las fórmulas convencionales."

El mismo autor, Satrústegi, se centra en el último sanguijuelero *(iteinduna)* de Urdiain (Nafarroa), llamado Juan Miguel Galarza Mendiluze, que murió en ese pueblo, ya anciano, en 1927. Este personaje centró su actividad laboral en la recogida, manipulación y distribución directa de su peculiar mercancía, por tierras de Araba, Gipuzkoa, La Rioja, Nafarroa y Bizkaia, viajes que en ocasiones le hicieron estar fuera de su casa hasta ocho días. Sobre el origen de los anélidos trajinados por este sanguijuelero, y siempre segun el citado investigador, "antiguamente se traían de ciertas balsas existentes en la Cuenca de Pamplona (Iruñerrian)", aunque por ser muy 'flojas', así como las que vivían en zonas pantanosas de la propia Urdiain, se preferían las enviadas de Francia, concretamente de la Gironde, a través de la lapurdina San Juan de Luz. Añade Satrústegí que, pasado el tiempo, "tuvo que cambiar de proveedor. Le enviaba José María González, desde Valdepeñas (Ciudad Real). Fueron las últimas y de inferior calidad que las francesas; pero en todo caso mejores que las de nuestra zona".

Sobre los cuidados a observar con las sanguijuelas una vez en casa, añade Satrústegi que estos corrían a cargo de las mujeres, quienes las sometían "a un buen lavado de agua fresca, operación que se repetía con relativa frecuencia, antes de ser almacenadas. El depósito consistía en recipientes llenos de arcilla gris *(buztina)* en la que se iban incrustando uno a uno los gusanos. Para ello disponían de una caja muy consistente, con tapa de bisagras. Tenía además cuatro tinajas grandes de cerámica, que servían para lo mismo". Alimentadas exclusivamente con esa arcilla, las sanguijuelas que habían de ser distribuidas "se metían en saquitos blancos hume-

decidos, que el portador tenía el cuidado de remo-
jar en el camino".

Digamos, para concluir, que como dice el mismo
Satrústegi, por lo general los inmundos bichitos se
aplicaban a las venas, o a la yugular en casos de
dolores de cabeza, lo que era ya de por sí bastante
peligroso. Añade que el sanguijuelero de Urdiain
solía hacerlo del modo siguiente: "se ponían las sanguijuelas en una taza de café *(jikaran)* y se invertía
esta sobre la zona afectada del enfermo".

IV
ENFERMEDADES DEL APARATO DIGESTIVO

Problemas estomacales

Una de las molestias más frecuentes del aparato digestivo es el ardor de estómago –*biotzerre*–, atribuido comúnmente a un exceso de comida o a la dureza de alguna de ellas. Así, en Liginaga (Zuberoa), según Barandiaran, creían que especialmente desarreglaba el estómago la ingestión de talos o pan de maíz. Esta situación se trató de solucionar en toda Nafarroa y otros puntos de Euskal Harria, a base de un régimen de leche y huevos, aunque también tomando de vez en cuando una copita de patxaran, si bien, más modernamente, el remedio ha venido siendo el consumo abundante de bicarbonato.

Refiriéndose a la alavesa Olaeta, dice Azkue: "Para suavizar el estómago se saca la hierba llamada de pastizal hasta con su raíz y su agua es el mejor remedio." En cambio en la vizcaína Zeanuri, lo observado por este autor fue: "Para quitar el mal de estómago, se toma un vaso de agua recién sacada de la fuente, a la mañana en ayunas y a la noche antes de acostarse; y además tres vasos de agua al día, de raíces de trébol."

En cuanto al dolor de epigastrio –*biuzturiko mina*–, e igualmente según Azkue, este se trataba de mitigar en Amorebieta (Bizkaia), frotando "fuertemente con los dos pulgares el estómago y se ata bien por detrás con una faja o con un pañuelo". En cambio en Zeanuri, población igualmente vizcaína, el procedimiento era algo más complicado, ya que era preciso "frotar bien el epigastrio y si lo tiene duro se le pone un pequeño emplasto de linaza. Se hace con leche o con vino. Hay que ponerle encima una moneda, teniendo la cara hacia abajo y la cruz hacia arriba. Se pone dentro de un vaso cera y estopa. El vaso y la cera atraen hacia ellos el dolor del epigastrio".

Se ha solido englobar el conjunto de molestias abdominales y gástricas con expresiones tan difusas como *urdailena* o *urdailekoa*, que Azkue traduce por "histerismo". El método curativo, de carácter mágico, empleado en la mentada Olaeta consistía en "unir el útero", para lo cual "se pone en el útero una perra grande, sobre esa moneda cruz de cera y sobre ella un vaso boca abajo. Se enciende la cera y con ello queda el útero unido y curado". Por su parte los de Zeanuri, siempre según el mismo autor, a los enfermos "se les da primero fricciones. Para esto se necesitan aguardiente fuerte y jabón que no haya estado en agua. Con ellos se dan las fricciones desde los riñones y hasta la octava costilla por delante y detrás. Después se le pone un emplasto desde el ombligo hacia la derecha. Este emplasto se hace con muchas cosas: con hierba de tocino, ruda y romero, pulverizados; solidificado con aceite, manteca y vino".

Otro método curativo para los dolores de estómago fue el uso de emplastos de harina de linaza amasados con leche, como observó Barandiaran en la baja navarra Dohozti. También fue corriente entre los pescadores, según Erkoreka, beber agua de mar cuando se sentían atacados por algún problema de tipo gástrico y no disponían de nada mejor a mano.

Sin embargo, se han buscado soluciones curativas de manera más generalizada, en el uso de determinadas plantas y hierbas medicinales. Así, en la Ribera navarra tomaban, según Margarita Fernández y Ana Nieto, cocimientos de malva y cebada contra las úlceras gástricas. Aunque, como observaba Goicoetxea Marcaida, las plantas "más empleadas son la manzanilla común *(Matricaria chamomilla)* y la manzanilla romana *(Anthemis nobilis)*" poseedoras de propiedad eupépticas y antiespasmódicas. Como digestivas estuvieron de moda en Nafarroa los dientes de verbena –*galkidea*– ingeridos en ensalada, e infusiones de verbena –*pasmobelarra*– contra los dolores de estómago. En Sara (Lapurdi), en cambio tomaban, según Barandiaran, tisanas de hojas de fresno –*lizar*–. Además se echó mano del trébol, el hinojo, la hiedra terrestre y un largo etcétera conocido en buena parte de Europa.

En Bermeo (Bizkaia), Erkoreka fue informado de un peculiar procedimiento curativo contra los "decaimientos" o "flaquezas de estómago". Consistía en calentar "en un plato, una bebida que llamaban kañe, sustituida en los últimos años, ante su falta, por coñac. Aparte, y sobre un trapo, se ponía lino desmijado y encima unas galletas "maría".

Sobre esto se derramaba el *kañe* o el coñac caliente y se doblaba el trapo, de forma que todos los productos mencionados quedaran dentro. Finalizada la operación, el emplasto así elaborado, se colocaba sobre la boca del estómago del enfermo".

Además, existe en Gipuzkoa una fuente, de aguas tenida popularmente como de beneficiosos efectos gástricos, a la que Barandiaran se refiere al decir: "En Elduayen, al pie del monte donde se halla la ermita de la Cruz existe una fuente llamada *Kristoren-iturri*. A sus aguas atribuyen muchos la virtud de curar los dolores estomacales."

Náusea y vómito

En ocasiones los desarreglos gástricos van acompañados por náuseas –*goragalea*–, fácilmente eliminados según observase Azkue en la alavesa Olaeta, "con agua de manzanilla y con licor". Pero otras veces es la náusea el preludio a un consiguiente vómito, que unas veces es deseado pero otras combatido. Se procura provocar cuando hay intoxicaciones, caso muy corriente de las borracheras, con métodos tan populares como introducirse un dedo en la garganta e ingerir café con sal. Pero antaño, tanto si de lo que se trataba era de evitarlo, como de provocarlo, los remedios caseros solían ser algo más complicados.

Digamos que Goicoetxea Marcaida recoge en la obra que venimos referenciando, *Capítulos de la Medicina Popular Vasca*, ocho denominaciones eusquéricas distintas para referirse al vómito. Así, en Dohozti y Lapurdi se le llama *goitika*. En Liginaga *goiti urtukitzea*. En Zuberoa *goitikin*. En Lapurdi *goitigale*. En Ataun *botagurea*. En Baja Navarra y Lapurdi *oka*. En el valle navarro de Salazar *okakar*. Y en Gipuzkoa y Lapurdi *goragale*.

Para evitarlo, en Sara observó Barandiaran el empleo de cocimientos de menta. Mientras que en Ataun, como dice Arin Dorronsoro, lo usado era la manzanilla en infusión, así como la matricaria –*txitsara-belarra*–, igualmente infusa, y los cocimientos de *pasmobelar gorrie*, posiblemente celidonia mayor.

Por el contrario, ha solido provocarse con la ingestión de vinagre o tisanas de vinagre y leche, como comprobase Barandiaran en Sara y Dohozti, respectivamente. Pero en Zeanuri, Azkue recogió un método para evitar el envenenamiento a través del vómito, consistente en darle al afectado "agua de jabón de linaza o malvavisco".

Dolores de vientre y cólicos

El método más generalizado para acabar con los dolores de vientre, pese a sus diversas variantes, ha consistido, esencialmente, en dar calor al abdomen. Así, Azkue observó en Zeanuri (Bizkaia), que "para quitar los dolores de tripas, si el vientre está endurecido, se cuecen berros en agua, el agua se quita, se fríen en manteca y metiéndolos en un trapo se colocan en el vientre". En otro punto de Bizkaia, como es Lekeitio, según el mismo autor, al enfermo le daban de beber su propia orina. En cambio en Olaeta (Araba), solía ser la orina de un niño, aunque no se despreció el procedimiento de frotar el vientre con dos pulgares, método por otra parte referido igualmente por López de Guereñu como común en la también alavesa localidad de Apellaniz. De la misma Olaeta, y del mismo modo, según Azkue, procede lo siguiente: "Se curan los dolores de vientre de los hombres cogiendo agua de excremento de gallina y bebiéndola. En cambio, los de las mujeres bebiendo manzanilla y además aguardiente."

Según Arin Dorronsoro, en Ataun (Gipuzkoa) se combatían estos dolores con cocimientos de té y manzanilla endulzados con gotas de anís. Igualmente, con tortillas de verbena y con emplastos de manzanilla frita con aceite, aplicada después sobre el abdomen empapada en un trapo. En cambio en Nafarroa, según Margarita Fernández y Ana Nieto, las infusiones solían ser de té de monte, conocido técnicamente como *Jasonia glutinosa*.

Los cólicos, por su parte, conocidos en vasco con voces tales como *okaka, sabeleko, sabelmin* y *goraera*, han solido ser combatidos, preferentemente, con remedios basados en las plantas medicinales. Así, como dice Margarita Fernández y Ana Nieto en la obra que de ellas venimos referenciando, en la Ribera de Nafarroa se empleó contra los cólicos el hinojo *–millua* o *anis-bedar–*. Aunque, según Hurtado de Saracho, en otros puntos del mismo territorio prefirieron licores de hinojo, pepino y guindas, así como cucharaditas de nueces maceradas en anís.

Digamos, también, que se tuvo por abogado de los dolores de tripa y mal de ijada a San Gervasio Abad, venerado en Adios (Nafarroa). Igualmente se acudió a la ermita de San Tirso, en Esparza de Salazar, a mojar en el aceite de la lámpara del templo, hilos blancos y negros, que llevados en las muñecas se creían antídotos contra la obstrucción intestinal, llamado popularmente "cólico miserere". De ambas advocaciones habla José María Iribarren en *De Pascuas a Ramos*.

La diarrea

El nombre eusquérico más extendido de la diarrea es *kakeri*, si bien existen otros, como pueden ser *lasterreri, sabeldario, berazko, berako beitiko* y *sabeldura*. Aunque López de Guereñu se refiere a ella como *cirriolera* y que en Apellaniz (Araba) se atajaba tomando infusiones de flor de pujo, es decir *Achillea millefolium*. Erkoreka, por su parte, recogió en Bermeo para el mismo asunto, de entre un más amplio etcétera, denominaciones como: *bejerie, pirrilerie, beraskue, beraskutan, beraskotan, bigune, bigun, uretan egon, tirritola* o *kaka bigune*, dando como remedios curativos, entre otros, la ingestión de "agua de arroz, arroz con leche, *arroskonletxie*, limón, vino blanco, sacarina en vez de azúcar…"

Según Hurtado de Saracho, en Pamplona y Olaeta se utilizó la clara de huevo batida en vino blanco. En Dohozti dice Barandiaran que hacían un licor de aguardiente, azúcar, menta y borraja, en verano y a la luz del sol. Thalamas habla del uso de la consuelda –*lupu belarra*– en Lapurdi. En Garagarza (Gipuzkoa), según Letona, lo usado fueron cocimientos obtenidos a partir de la cincoenrama –*bost-ots*–. Además, se conocieron en Nafarroa contra las diarreas, remedios astringentes como las endrinas o pacharanes, la *zangagorri* o hierba de San Roberto, el llantén, *zainarta belarra*, y las infusiones de manzanilla. Tampoco se descartaron en otras partes del País Vasco remedios basados en el uso de las hojas de vid –*matsa*–, los tallos tiernos de zarza –*larra* o *sasia*–, las flores de saúco –*intsusa*– o los frutos del rosal silvestre –*saparlarra*–, de todo lo cual se hace igualmente eco Goicoetxea Marcaida en sus *Capítulos de la Medicina Popular Vasca*.

El estreñimiento

A este incómodo problema alude Azkue con el nombre de *barrulegortasuna*, que equivaldría a "interior seco". Recoge, también, dos remedios de Olaeta para evitarlo y son: "con agua de hierba de pastizal y por medio de lavativa". Al mismo particular se refiere Barandiaran, denominándolo *beitiko*, según voz de Sara (Lapurdi), donde se combatía "tomando caldo de arroz o almidón diluido en agua", así como con tisanas de betónica –*oteondobelar*–. En Liginaga (Zuberoa), en cambio, daban a ingerir al paciente vino caliente.

En Bozate, Baztan (Nafarroa), los agotes usaron *piterra*, elaborada con manzana, como laxante, como dice Aguirre Delclaux en *Los agotes*. En la Navarra Media, lo usado como tal fue, según Margarita Fernández y Ana Nieto, hojas de acebo –*gorostia*–, en cocimientos, aunque también infusiones de raíz de malva –*ziguña*– con granos de sal y gotas de aceite. En Garagarza (Gipuzkoa), según Letona se tenía fe en las semillas de zaragatona –*ardi-belar*–, maceradas en anís. También fueron populares, plantas como el tártago o *tartikue* y la ario *beltza*, de acción purgante, consumida preferentemente en cocimientos.

Como remedio contra el estreñimiento, Erkoreka recogió dos muy curiosos en la región bermeana, donde ha solido decirse *estomange libreteko* –librar el estómago–, para aludir a la resolución de este problema. Se refiere así a una mujer que cuando quería, precisamente, "librar el estómago", solía "salir de madrugada al balcón de su casa desprovista de ropa interior de cintura para abajo". Un informante de Gatika, en otra ocasión le contó que "a la noche, antes de acostarse, colocaba un vaso lleno de agua, cubierto por un papel o similar para que no se ensuciara, en el exterior de la casa, al sereno. A la mañana siguiente, nada más levantarse bebía el agua y de esa manera conseguía hacer de vientre".

La parasitosis

Las lombrices intestinales se han llamado *bizio* en Bizkaia, mientras que *txitxarre* ha sido denominación usada en Gipuzkoa. Una creencia bastante generalizada, según Barandiaran, era la de que estos, como otros parásitos del intestino, se producían tras la ingestión de leche espesa, agua, polvo de tierra o queso. En Sara (Lapurdi) se combatían con tisanas de "*xixaribelar*, hierba de lombrices (abrótano) o la que se hace con menta o ajenjo", mientras que en Dohozti (Nafarroa Beherea), se confió más en las tisanas de ajenjo o *azentzia*.

Este tipo de afecciones fueron combatidas en Garagarza (Gipuzkoa), según Letona Arrieta, mediante cocimientos de hojas de nogal, aunque también con infusiones de acebo ingeridas en ayunas, además de con abrótano macho –*boskotxa*–, y con cocimientos de laurel –*eleuntza*– en leche, aplicada en vahos de asiento. En Zestoa (Gipuzkoa), dicen Margarita Fernández y Ana Nieto que se usaba de la *Matricaria parthenium*, a la que llamaban *txitxarre belarra*, que en Nafarroa era la *Tanacetum vulgare*.

Otros remedios han consistido, especialmente en el caso de los niños, en colgarles al cuello un collar de ajos, beber agua de hollín o ingerir en ayunas una cucharadita de aceite. En Goizueta (Nafarroa), según Ormazabal, lo empleado eran emplastos de ortigas sobre el vientre. Por su parte, Arin Dorronsoro observó en Ataun (Gipuzkoa), el uso de ajos –*baratxuriak*–, bien cocidos en agua o leche, o fritos en aceite y aplicados en el abdomen.

También Azkue recogió algunas terapias populares para hacer desaparecer las lombrices. En Olaeta (Araba), le dijeron: "Se matan con agua de pericarpio de nueces. Para esto solemos meter estos pericarpios en la botella cuando están muy verdes". En ese mismo lugar, consideraban igualmente que "metiendo ciruelas en licores y bebiendo de aquello mueren también las lombrices". En Amorebieta (Bizkaia), lo usado eran unas hierbas conocidas como de lombrices o *bizio-bedarrak*.

A otros parásitos más peligrosos, el doctor Barriola alude al decir: "Costumbre frecuente de personas histéricas, cuya imaginativa interpretación de los síntomas maravilla, es el atribuir sus vagas molestias abdominales a la presencia de algún bicho (*sugea*: culebra) cuyos picotazos pretenden percibir. La forma de evitarlos consiste en saciar la voracidad del huésped ingeriendo comidas que la calmen." Por último, digamos que quien esto escribe escuchó a un curandero guipuzcoano decir que colocándose un trozo de carne fresca en el ano, se hacía salir a los molestos bichitos por ese conducto hacia el exterior.

Afecciones del hígado

Achacaban en Sara (Lapurdi), según Barandiaran, a la excesiva ingestión de huevos, buena parte de las dolencias del hígado. Por su parte, los de Liginaga (Zuberoa), evitaban comer carne de cerdo mientras les dolía la víscera hepática, Aunque de una manera generalizada, se han tratado de corregir estos problemas a base de beber leche, sobre todo su suero, y procurarle calor mediante los procedimientos más diversos.

Contra algunas dolencias hepáticas, caso de la hepatitis, se confió en las propiedades curativas de algunas plantas, como la *orma-belarra* o parietaria y la *txikora* o achicoria en infusión. A esto se refieren Margarita Fernández y Ana Nieto, quienes hablan de su difusión en Nafarroa, así como al uso de los dientes de león o *galkidea*.

Una de las enfermedades más comunes del hígado ha sido la ictericia, poseedora en el solar vasco de denominaciones tales como *laru, laruen, larumin, min-ori, min-hori* y *janiza*. Se caracteriza por la coloración amarilla de la piel y las mucosas y su curación más popular ha sido la ingestión de un piojo sin que el paciente lo sepa. De ello le informaron a Azkue, en dos poblaciones vizcaínas, Elorrio y Amorebieta, quien escribió: "Para curar la ictericia dénsele al paciente, sin que él se entere, y en jícara de chocolate o mezclados en un licor, varios piojos: siete, nueve, once, trece: siempre nones." Algo parecido hacían en la alavesa Olaeta y también en la vizcaína Zeanuri, lugar este último donde se bebía, además, agua de maíz. En otro punto de Bizkaia, como es Amorebieta, al mismo autor le comentaron que "desmenuzando la verbena –*berberanea*– se tiene en vino blanco en una botella y bebiendo tres vasitos al día se quita la ictericia". También Erkoreka sabe del método bermeano de ingerir piojos, para curar la ictericia, que allí se llama *tirizia*.

Según Barriola, un anciano irunés le explicó que la finalidad de tomar piojos era la de romper una supuesta tela que no deja pasar la bilis y por eso se produce la ictericia. Por eso dichos piojos habían de estar vivos, ya que los muertos serían incapaces de cumplir su cometido.

Otros métodos combativos de la ictericia fue tomar leche de burra, beber agua de barbas de maíz o, como dice López de Guereñu, refiriéndose a Apellaniz (Araba), "beber el agua que manaba debajo de una baldosa del interior del monasterio de Barría". También se conoce otro lugar de peregrinaciones de carácter curativo, al que alude Azkue al decir: "lo del hígado se cura con agua termal y con suero. Camino de Otxandiano a Villareal está Gombillas y allá solían ir los que padecían de hígado a tomar aguas termales. También ahora se van allá por ellas".

Prolapsos rectales

Dice de ellos el doctor Barriola que "la expresión *txuringa* o *zuringa* corresponde al esfínter del ano, pero el *txuringa atera* (salida) creemos más bien que se refiere a los prolapsos de ano o rectales". Añade como remedio animista conocido en Andoain (Gipuzkoa), llevar al paciente, se refiere a niños, a la parroquia de Anoeta "en donde se ofrece una gallina que ha de ser blanca precisamente, por afinidad con el nombre del proceso".

Haciéndose eco del mismo asunto, por su parte Erkoreka describe que se trataba de "una patología más frecuente hace unos años apareciendo principalmente en ancianos y niños, tras un esfuerzo para defecar. Se le conocía con el nombre de *uskijje*, el mismo que se utiliza para designar al ano". Como remedio, le informaron que era costumbre acudir a la ermita de San Pedro de Atxarre, en la vizcaína Ibarrangelua. Al mismo tiempo acudían las mujeres embarazadas de la región y ofrendaban una gallina blanca, a fin de evitarles prolapsos rectales a sus futuros hijos, según comenta Zabala en *Historia de Bermeo*.

La hidropesía

La mentalidad popular vasca ha solido confundir esta dolencia con el *begizko*, mal de ojo o aojamiento. Comúnmente conocida como *tropesia*, de ella dice el doctor Barriola que tal vocablo deriva "sin duda del término hidropesía, de significación bien conocida". Muy elocuente nos parece la definición que de ella hace Goicoetxea Marcaida, cuando escribe: "Con este término entendemos hoy una acumulación de líquido seroso en una cavidad o en el tejido celular. En definitiva una zona de tejido edematizada cuyas causas pueden ser por alteración circulatoria, déficit proteico, enfermedad cardíaca, etc. Sin embargo el pueblo lo ha relacionado más con alteraciones del aparato digestivo y del sistema nervioso. Casi todos los tratamientos son de tipo creencial."

Creencial es, sin ir más lejos, la costumbre navarra observada por Resurrección Marúa de Azkue, en Baztan, consistente en frotar el ombligo del niño enfermo con el aceite traído por cinco ancianas viudas, de cinco templos diferentes. En cambio, en Apellaniz (Araba), según López de Guereñu, la receta curativa de la hidropesía era: "Pelar en vivo una gallina, abrirla y ponerla sobre el vientre del enfermo." Otro método curativo, este de carácter eminentemente religioso, observado por Barandiaran en Sara (Lapurdi), consistía en reunir entre familiares y vecinos del enfermo, un estipendio que era entregado al párroco de Lesaka (Nafarroa), quien daba "para el enfermo bizcochos y vino blanco bendecidos y un cordón. El enfermo consumía aquellos y ceñía su cintura con el cordón. Este se relajaba y bajaba a los nueve días, lo que era señal de haberse desinflado y curado el hidrópico".

Pero no siempre debió resultar fácil poder diagnosticar esta enfermedad, si nos atenemos a lo escrito por Barriola, quien fue informado en Goizueta (Nafarroa) de algunos datos sobre este particular, a los que se refiere al decir: "Las criaturas, sanas hasta entonces, comienzan a mal dormir y llorar de noche; no hay manifestaciones más ostensibles en unos, pero aparece en otros un bulto en el centro o a los lados del vientre. La perspicacia del curandero puede ya discriminar los casos, pues si el bulto persiste, se trata de *tropesia* y si no de *begizko*." Mas, en aquella localidad distinguían además dos tipos de hidropesía: de aires –*aizezkoa*– y de agua –*urezkoa*–. La curación se procuraba en el primer caso encargando una misa en Andoain (Gipuzkoa), y en el segundo la misa había de ser dicha en Lesaka (Nafarroa). La diferencia en el diagnóstico solía venir marcada por el hambre o la sed del paciente, considerándose en el primero de los casos *tropesia* "de aires" y "de aguas" en el segundo. Tanto en Lesaka, como en Andoain, se venera a San Eutropio, a quien se tiene por abogado de quienes padecen de hidropesía. En la primera localidad existe una imagen de este santo en la parroquia; en la segunda se guarda en la ermita de Santa Cruz. Hasta hace unos años se acudía, igualmente, a Pasai Donibane (Gipuzkoa) para buscarles curación a los hidrópicos, siguiendo un ritual muy parecido al de Lesaka.

También el padre José Antonio de Donostia recogió algunos datos sibre la hidropesía, de labios de una anciana de Elizondo, Baztan (Nafarroa), quien, en 1922, le comunicó la receta curativa siguiente: "Se toma una cinta de color rosa y se la sujeta a la cintura cómodamente, ni floja ni prieta. Ha de ser bendita. Se toma después un licor, v. gr., vino rancio con rosquillas; y se acuesta a la persona. (Algunas veces no lo hacen). En nueve días ha de comerse todo eso, pero teniendo mucho cuidado de no desperdiciar nada, ni una gota de vino, ni una migaja de las rosquillas: es condición esencial. De ese alimento se ha de tomar una sola vez al día, cuidando de hacerlo durante los nueve días, sin que nada sobre. Antes de comer tal remedio, se persigna el paciente y reza siete credos. Y antes de recitarlos se dice: *'San Intrufizian izenian / zazpi credo'* –'En nombre de Santa Intruficia / siete credos'–. Y así durante el novenario." Conforme disminuía la hinchazón descendía la cinta, quemándose tanto los alimentos como la cinta, al noveno día. Añade el mismo estudioso, para concluir: "Durante el tratamiento puede tomar el enfermo lo que quiera como bebida. Pero la comida ha de ser de vigilia limpia. El remedio se ha de tomar en ayunas. Y además, como me decía una parienta mía, casera donostiarra, interrogada sobre el caso: se ha de celebrar una misa con estipendio recogido de limosna".

Hernias

Con denominaciones como *gi-eten, eten, etendura, sabeltxume, sabeltiei; potramin* o *sabeltipia*, la hernia es otra de las enfermedades que la mentalidad popular vasca ha pretendido combatir con terapias de carácter mágico y religioso. La más popular de todas ellas, conocida en otras latitudes ibéricas y europeas con múltiples variantes, es la consistente en pasar el niño herniado por la hendidura de un árbol, la noche de San Juan, sujetado por dos hermanos del mismo nombre. Azkue, refiriéndose a lugares tan diversos como Urbina (Araba), Larraun, Aezkoa, Ultzama y Ronkal (Nafarroa), Donazaharre (Nafarroa Beherea) y Amorebieta y Otxandio (Bizkaia), hace de la mentada práctica la descripción siguiente: "Consiste en llevar al niño atacado de hernia junto a un roble la víspera de San Juan, cerca de la media noche. Lo suben por medio de una escalera, y donde arrancan los brazos del árbol, se colocan allí, frente a frente, dos Juanes (costumbre de Larraun), tres Juanes en el valle de Ultzama. Uno de los Juanes tiene al niño en sus manos muy poco antes de sonar el reloj a media noche. En cuanto oyen la primera campanada dicen: *Juanek uzten zaitu* (quiere decir, Juan os deja); el segundo Juan recibe al niño en sus manos y dice: *Juanek artzen zaitu* (significa Juan os recibe). Este mismo segundo Juan, un instante después entrega el niño al compañero mediante la fórmula primera: *Juanek uzten zaitu*, el otro al recibirlo, dice: *Juanek artzen zaitu*, y así casi con toda la rapidez posible pasa el niño de uno a otro Juan, pronunciando cada vez una y otra fórmula, y al sonar la duodécima campanada se callan los dos. Tres son las veces que hacen este acto de dar y recibir al infantil herniático." Pese a sus variantes, con un árbol más o menos complicado de encontrar, terminada la citada operación vuelven a unirse las partes del tronco que habían sido hendidas y se ata fuertemente. Si el árbol sigue vivo, el niño se recuperará, mas, si por el contrario, se seca, el paciente morirá.

El propio Azkue, cuando alude a Otxandio (Bizkaia), dice que "la elección de ministros de este culto es algo más complicada. Han de llamarse Juan el uno y Pedro el otro y ser hermanos gemelos. Al tocar las doce, por cada golpe pasan una vez al niño del uno al otro lado del roblecillo de brazos separados y no se valen de fórmula especial. El roble de brazos separados lo atan después de la ceremonia; y si consiguen que no se seque, es señal de que el niño herniado ha de quedar sano". En

Aezkoa (Nafarroa), solían dejar en la hendidura del roble la camisa del enfermo.

El método de Garazi (Nafarroa Beherea), se diferencia del anterior en que lo usado eran tres ramitas, las cuales eran plantadas en tierra. Si arraigaban el enfermo sanaría, mas, si por el contrario, se secaban, se temía la cercana muerte del niño.

También se sabe de la existencia en Nafarroa de cirujanos que pretendían curar las hernias mediante emasculación. Su actividad debió de resultar tan perniciosa, que en 1766 se les prohibió en todo el territorio la práctica de su actividad en seres humanos, "pues con total ignorancia de los afectados, y sin el preciso discernimiento de las hernias y quebraduras, gradúan todas las enfermedades por de esta especie, suponiéndolas incurables, que no sea el auxilio de la castración, de cuyos resultados mueren los más, y los pocos que salvan la vida quedan enteramente inutilizados, y sin provecho, no solo para los fines de la propagación, sino para otros muchos muy necesarios al bien de la República". La referencia, y la carta a que pertenece, está contenida en *Medicina Popular,* de Hurtado de Saracho.

V

ENFERMEDADES DEL APARATO
URINARIO

Los meones

Uno de los problemas más comunes y corrientes, relacionados con el sistema o aparato urinario, es el de la micción nocturna e involuntaria de los niños, conocida con la denominación médica de enuresis. Popularmente se ha achacado su causa a enfriamiento, aunque también ha sido frecuente relacionarlo al hecho de que el pequeño hubiese jugado con fuego. Aunque la solución a esta dolencia ha solido ser peliaguda, el campesino tradicional vasco ensayó diversas terapias, aunque con resultados diversos. Por lo general el tratamiento tenía que ver con la visita a determinados santuarios, como es el caso de San Juan de Gaztelugatxe, a donde han acudido muchos bermeanos y otros tantos vizcaínos para curar la enuresis, pero igualmente el sonambulismo y terrores nocturnos infantiles, estrechamente relacionados con la afección anterior. Al asunto se refiere Erkoreka, quien se hace igualmente eco de la devoción manifestada a San Esteban, venerando en la iglesia de San Pelayo y de la también vizcaína de Bakio, a quien se ofrendaba en grano el peso del paciente.

De meones se ocupa así mismo el doctor Barriola, quien recoge un sucedido conocido por Barandiaran en Iparralde. Es el caso de cierta madre que tenía una hija con enuresis, a la que aconsejaron "le diera a beber durante nueve días seguidos, agua en la que hubiese cocido un topo, pero no obtuvo resultado alguno; lo mismo sucedió después de darle un cocimiento con tres puñados de tierra de la sepultura de un niño. Desesperada la pobre madre recurrió a un sacerdote de Alzay, de los Misioneros de Hasparren, quien le aconsejó que durante nueve días, al ir a acostarse, la niña tuviese los pies metidos en agua caliente mientras recitase cinco Pater y Aves y diese después cinco pasos en sitio seco. El efecto de la cura fue sorprendente. Si antes no curó era sin duda, porque la tierra del camposanto debía ser recogida de la tumba del último fallecido y tenía que haberla comido, sin darse cuenta, mezclada con harina u otros productos; o también por no haberle sacado los evangelios".

Cocimientos de similares características fueron ensayados en otros puntos de Euskal Herria, a ambos lados del Pirineo. Así, por ejemplo, también Barandiaran se hizo eco en Sara (Lapurdi), de lo siguiente: "Para curar a los *niños que mojan su cama* hay que hacer que beban en nueve días sucesivos el cocimiento de un trozo de tierra recogido, entre el primero y el segundo toque de las 12 de la noche, en la sepultura del últimamente inhumado en el cementerio del pueblo." Al parecer, cuando estas terapias no daban resultado positivo, era preciso sacarle los evangelios al pequeño paciente.

Diuréticos

Para facilitar la orina, el pueblo tradicional vasco ha recurrido a la ingestión de diversos líquidos derivados de algunas plantas consideradas medicinales, así como de determinados alimentos. De todos ellos el producto principal seguramente ha sido la infusión de estilos o barbas de maíz –*arto bizarrak*–, de la que Azkue, como escuchó en Zeanuri (Bizkaia) y Olaeta (Araba), dice: *"Txizarik egin ezina arto-bizarren urez kentzen da"* –"La imposibilidad de orinar se quita con agua de barbas de maíz"–. Pero al referirse al valle de Aramaio en su conjunto, dice que allí como diurético usan "el perejil, barbas de maíz, caña y la hierba llamada *azki*", la última de las cuales crece en las heredades en la mentada región alavesa y recibe el nombre de *zear-bedarra*, y que no es otra que la grama.

Mucha popularidad tuvo también en otro tiempo, como diurético, la cola de caballo –*azeri buztan*–, de la que Margarita Fernández y Ana Nieto dicen que se tomaba en cocimiento la planta entera salvo la raíz. En ocasiones se ingería sola, pero otras veces mezclada con otros vegetales, sobre todo la grama y las barbas de maíz. Usada tanto contra la retención urinaria, como para combatir los cólicos renales, el tratamiento consistía en tomarse una o dos tazas en ayunas.

Las mismas estudiosas mencionaban a la achicoria –*txikora* o *xikora*– como muy empleada en Nafarroa, mediante infusiones, para obtener igualmente efectos diuréticos. Además, se usó con idéntico propósito el endrino, especialmente en la Nafarroa Media, pero también los rabos de cereza

–gereziak– y el laurel *–erramua* o *ereñote–*, que en la Ribera se toma con agua, previa pulverización de sus hojas. En esta misma región, se buscó mediante el cocimiento del perejil *–perretxilla–* curación a las infecciones de vejiga y riñón. Otras plantas han sido, según la autora mentada, las flores del saúco *–intsusa–* y el ombligo de Venus *–begarri belar* u *orma belarra–*.

Dice Letona Arrieta que, en Garagarza (Gipuzkoa), además de la cola de caballo, las barbas de maíz y los rabos de cereza, se tuvo fe en la infusión de hojas de abedul *–urkixa–*. En la también guipuzcoana Ataun, según Arin Dorronsoro, para favorecer la micción, aparte de lo citado, confiaron en las infusiones de hojas de fresno *–lizar-ostoa–*.

Además de con las plantas medicinales, se persiguió la curación de algunas afecciones de las vías urinarias visitando algunas fuentes, caso de la existente en Ahuzki (Nafarroa Beherea), entre Atharratze y Mendibe. O el manantial de agua salada, sito en Santa Cruz (Condado de Treviño), tenida por muy beneficiosa contra los problemas renales.

Cálculos renales

Para acabar con el mal de piedra *–arriena–*, Azkue recogió en Arratia (Bízkaia), la receta siguiente: "Desmenuzando en vino blanco una cebolla y partiendo un rábano, haciendo harina con seis gramos de maíz, se les echa encima unas gotas de limón, se cuece todo." Debe beberse veinticuatro horas después.

En Nafarroa se usaron mucho para combatir esta afección, según Margarita Fernández y Ana Nieto, las infusiones de hojas de lepidio –*burminka* o *guntxurdi belarra*–, planta que habita durante el estío a orillas de los arroyos. Pero en la Ribera y el Norte de la misma región, preferían, aunque también en infusión, la parietaria –*txarrangilla*–, que crece en las grietas de los muros e igualmente al pie de los arroyos.

Algunas dolencias sexuales

Las principales de estas afecciones, conocidas en medicina popular, han sido sobre todo la blenorragia y la pedinculosis inguinal, especialmente observados entre la población masculina costera, por contraposición a las zonas rurales donde su presencia ha solido ser muy rara. La clave estadística de estos problemas, muy mal considerados por la mentalidad tradicional, Erkoreka la refleja al decir: "Afectan a hombres jóvenes, generalmente solteros, que contraen la enfermedad, por lo general de prostitutas. Este tipo de enfermedades se incrementaron con la ampliación de las áreas de pesca lejos de las costas europeas que obligaba a los marineros a permanecer largos períodos de tiempo alejados de su ambiente habitual." El mismo autor añade: "Si durante estos periplos algún tripulante enfermaba de gonorrea *(purgasiñuet)* los compañeros de la embarcación lo aislaban, obligándole a comer solo en popa y debiendo usar plato, vaso y cubierto aparte del resto de la tripulación."

Como remedio preventivo para evitar contraer la enfermedad, el mismo Erkoreka recogió el procedimiento siguiente: "En la última consunción, antes de acudir a la cita, se guarda un trozo de limón en un bolsillo de forma que en la fase previa al coito se humedece un dedo con el limón y se le introduce en la vagina. Si esta maniobra le ocasiona picores o algún tipo de molestias se supone que la mujer padece la enfermedad, por lo que se la rechazaba". Además, "consumado el acto sexual, se debía acudir a un urinario, se presionaba fuertemente el tercio distal del pene y se empieza a orinar de forma que se retenga el mayor tiempo posible. Cuando la presión es irresistible se toma con la otra mano el resto del pene oprimiéndolo y liberándolo al mismo tiempo el tercio distal con lo que la orina se expulsa a presión. Esta operación se repite varias veces". En cuanto a las ladillas, estas se combaten con friegas de gasoil por todo el cuerpo, centrándolas preferentemente en torno a los genitales.

Por último, refiriéndose a la sífilis, el citado autor escribe: "No hemos recogido ningún sistema para intentar combatir la sífilis que por lo general, y las raras veces que se presenta, solo es diagnosticada por el médico."

VI
ENFERMEDADES DEL APARATO LOCOMOTOR

Los esguinces

Los esguinces, en palabras de Erkoreka, "son distensiones de una articulación sin luxación que pueden cursar con rotura de algún ligamento o fibra muscular próxima. Suelen acompañarse de fuerte dolor, tumefacción e inmovilidad funcional". Sabido es que los esguinces son provocados por torceduras involuntarias, aunque la mentalidad popular creyó que las mujeres menstruantes, por una supuesta debilidad de los tobillos, eran más propensas a padecerlos. Barriola indica que *zaintiratu* iba referido a la distensión muscular, mientras que *zanetena* alude a los desgarros en tendones.

La curación más normal era unir las partes separadas, bien mediante puntos o usando cualquier otro procedimiento. Pero cuando no era posible hacer esto, se empleaba un curioso método de magia simpática, consistente en atravesar por tres veces, con una aguja, un hilo sin anudar en alguna tela, que con frecuencia ha solido ser un calcetín del propio enfermo. Aunque han existido otros métodos, pues como observase Azkue en Bizkaia, "para curar la luxación –*zantiratu*–, se pone sobre ella una hoja de llantén y se la mueve en forma de cruz, tocando el sitio enfermo en cada palabra y diciendo esto cinco o seis veces: *'Zan tiratu, zan urratu, zana bere lekuan sartu'* –'Vena distendida, vena rota, la vena en su lugar métase'". En puntos concretos de la misma geografía vizcaína, caso de Maguna, barrio de Ibarruri, "sobre el miembro dolorido doblan un delantal. Algún testigo dice el Credo al revés, mientras otros recitan alguna otra oración. Luego el enfermo tiene que dar tres vueltas a un nogal, de izquierda a derecha". En Mundaka, localidad también de Bizkaia, igualmente se reza una oración al revés, en este caso el Padrenuestro, aunque, además, "para curar la luxación se dan a quien la tiene tantas fricciones como años tiene él".

Según observase el padre Donosti en Labaien (Nafarroa), a este mal del que se decía se fijaba en las articulaciones, se le conocía con el nombre de *zingirio*, para curarlo "se han de poner en una vasija unas cuantas brasas de fuego. De las hierbas bendecidas el día de San Juan se hacen unas cuantas bolitas y se echa cinco veces al fuego, diciendo cada vez, mientras se expone al humo la parte dolorida: *Zingri, zingri / gurutz + zingri / Salomon, nik, / Espiritu Santuen birtutez baizik, / sendatu… sino por la virtud del Espíritu Santo, / curado.* Se rezan cinco Padrenuestros". Otros, al parecer, preferían invocar a San Juan Evangelista. Decía el mismo autor que, en la también navarra Sunbilla, "para curar estos zingirios toman tres ramitas que se envuelven en el rosario, cuidando que la cruz quede encima. Dicha la bendición, se echan al fuego las tres ramitas, aplicando el humo a la parte dolorida".

De otro lado, dice Barandiaran que, buscando idéntica curación, en Sara (Lapurdi) se daban masajes con manteca no salada en la zona afectada. Pero en Dohozti (Nafarroa Beherea), "la primera cura de los miembros fracturados es cubrirlos con emplastos hecho con salvado de harina de trigo, con huevos y con vino. Después hay que ponerse en manos de *daunato* (componedor de huesos)".

También Erkoreka ha recogido en sus escritos diversas terapias para combatir lo que allí se conocía por *santiritu*. Una curandera de la zona de Bermeo "comenzaba el tratamiento recitando la siguiente oración: *Santa Ageda gloriosie, asurrek eta mamiñek beran lekuen lotxiko grasije* (Santa Agueda gloriosa, dame gracia para volver a su sitio los huesos y las carnes). A continuación tomaba entre sus dedos una porción de unos 10 cm. de la tira de cuero de una boina *(txapela)*. Con esta tira entre sus dedos hacía cruces en distintos puntos de la zona afectada, recitando rítmicamente la siguiente fórmula: '*San-Tiritu, Sanurrutu, sana beran lekuen sartun*'. La traducción libre de esta fórmula podría ser: 'vena traccionada, vena lesionada, vena métete en tu sitio'". Otro curandero "tomaba entre sus dedos un poco de aceite que previamente había depositado en un plato y primeramente friccionaba el tobillo afectado. A continuación se santiguaba tres veces y realizaba otra tanda de masajes haciendo la señal de la cruz tres veces seguidas y repitiendo cada una de las veces la siguiente fórmula: '*Santiritu, san-urrutu, sana beran leguen gelditu*', esto lo hacía y decía cinco veces, durante cinco días consecutivos. Otra señora "por su parte no aplicaba ningún tipo de fricción limitándose a hacer nueve cruces y a rezar tres Padres Nuestros y tres Ave Marías. A continuación colocaba sobre la zona afectada un trapo empapado con aceite y vino y le ordenaba reposo absoluto, manteniendo el pie durante unos días, estirado y apoyado sobre una banqueta o silla. La práctica la repetía tres días consecutivos", normalmente pasado ese tiempo el paciente se restablecía, "pero en caso contrario se debía traer agua de mar o bien preparar en casa agua potable con sal aunque fuera menos efectivo, se calentaba, se empapaba un trapo con ella y se colocaba sobre la zona afectada al igual que veíamos con el aceite y el vino". Dicha señora consideraba "que el vino reabsorbe la inflamación mientras que el agua de mar sirve exclusivamente para ablandarla".

En algunas poblaciones de Lapurdi, según Thalamas, cuando se producía un traumatismo de consideración, se le daba a ingerir agua con sal al paciente, pues de tener alguna herida interna la vomitaría en seguida. En cambio, en Ataun (Gipuzkoa), según Arin Dorronsoro, los retortijones del pie –*anka biurritzea*– se curaban con paños mojados en vino caliente –*ardo egosin zapi bauste*–, aunque también bebiendo cocimientos de hiedra. En Gernika y Ajangiz, según Barandiaran, colocaban sobre el punto lesionado hojas de llantén mojadas en aceite. En Maruri, el trapo con el hilo, mentado líneas atrás, se aplicaba sobre el lugar afectado, y en otro lugar de Bizkaia, caso de Bedia, se hacía lo mismo con un calcetín. Por último, el Liginaga (Zuberoa), siempre según dicho autor, una viuda de "carácter serio", pasaba tres veces sobre el pie extendido del paciente, a la par que giraba el talón.

Ya por último, nos referiremos a una interesante precisión que hace Goicoetxea Marcaida, cuando escribe: "Existe cierto grado de confusionismo al nombrar a estas dos entidades, puesto que algunas veces una misma palabra sirve para designar ambos procesos. En otras ocasiones las palabras empleadas tienen una raíz común, el vocablo *zain* que en euskera significa: nervio, vena, raíz, etc., según las acepciones que aparecen en el diccionario de Azkue. Literalmente vienen a significar estiramiento del nervio o de la vena, idea que concuerda con algunos de los tratamientos, ya que las frases y actos que realizan ante el enfermo indican que era este el concepto que se tenía sobre la patología de la lesión." El mismo autor recoge para referirse a la luxación, las voces eusquéricas siguientes: *zaintiratu, biur, biurdura, ibardokidura, zainartatu, zain-butzultze* y *zinhauzi*; mientras que el esguince, en ocasiones confundido con luxación, como decimos, ha sido designado con expresiones como: *zainartatu, zartatu, zinbauzi, zaintiratu* y *zainbiartu*.

Problemas en las extremidades inferiores

La cojera es conocida en Euskal Harria con denominaciones como *herrenkura* o *herrenketa*, aunque Erkoreka da por válido *koixue* para referirse a un cojo, en la zona vizcaína de Bermeo. Porque, tanto los tullidos, inválidos, o en general personas con algún defecto físico evidente, no fueron demasiado bien vistos por la sociedad tradicional, al imputárseles una supuestas tendencias malvadas. Por eso, como recogió Azkue en diversos pueblos de Bizkaia, "cuando a la mañana temprano se encuentra alguien con algún contrahecho (ya sea cojo, ya jorobado, ya manco o un tuerto), aquel día le sucederá un infortunio".

Otros problemas de menor importancia, como suele ser el dolor de pies, se ha aliviado tradicionalmente bañándolos en agua caliente con sal. En localidades costeras se echaba mano, con tal propósito, del agua de mar.

En cuanto a los niños retrasados en andar, o con dificultades en su sistema locomotor, estos han solido ser llevados a distintos santuarios de la geografía vasca, en busca de curaciones milagrosas. Muy popular fue, según Thalamas, el altar de San Vicente en Dax, a donde acudieron con sus niños numerosos campesinos de la Euskal Herria continental. Allí hacían dar unos pasos al pequeño, sobre el altar del mentado santo. También se peregrinó a la capilla de San Salvador de Uztaritze, situada en las colinas de Jatxu. En ella se celebraba el lunes de Pentecostés una misa, tras la cual los romeros bebían agua de una fuente existente en un bosque cercano, a la que se atribuían virtudes curativas para los niños retrasados, tanto en andar como en hablar. Por su parte, Barandiaran cita con idéntica finalidad la fuente de *Yondohozteixiolo* –hoyo de San Esteban–, próxima a la parroquia bajo navarra de Dohozti.

Jorobados y mancos

Lo que decíamos de los cojos puede ser perfectamente aplicado a mancos y jorobados. Precisamente sobre estos segundos –*konkordunak*– le dijeron a Azkue en Elorrio (Bizkaia), que es gran desgracia encontrarse con tres jorobados seguidos.

Por eso los guipuzcoanos de Zumaia, para evitar sobre sí la desgracia, cuando veían a un jorobado tocaban alguna pieza de hierro. Pero en cambio, en la bajo navarra Garazi, era presagio de buena suerte tocarle la espalda a un jorobado. Esta misma creencia fue observada por Erkoreka en Bermeo, a donde a estos lisiados les llamaban *jjibue*. En Sara (Lapurdi), por último, dice Barandiaran que los jibosos –*konkor*– fueron tenidas por las personas mejores de su cuadrilla.

En cuanto a mancos, digamos que tan solo se les conoce en euskera con la voz *elbarri*, en la que también se engloban los lisiados. Por su parte, a los que carecen de dedos se les llama *bazmots*, *eskumotz* a los que no tienen mano y *bezamotz* a los que han perdido un brazo. En Bermeo, en cambio, Erkoreka se hace eco de la voz *mankue* para, de manera general, referirse a los mancos.

El reuma

El tratamiento popular más extendido para combatir este tipo de dolencia –*umore*–, que afecta a las articulaciones, se ha basado en procurarles calor a las mismas por los procedimientos más diversos. Especialmente estuvieron de moda los baños termales en ciertos establecimientos balnearios, alcanzando gran popularidad a este respecto los de Akize, en Dax. También fueron frecuentadas las aguas ferruginosas de Lakarri (Zuberoa), donde, según Barandiaran, solían acudir los pacientes durante quince días consecutivos, a bañarse en un cocimiento de hojas de nogal y aliso, al que se añadía sal. Otros lugares muy visitados por pacientes aquejados de reuma fueron los baños de Fitero (Nafarroa), Sestao (Bizkaia) y Arnedillo (La Rioja). También se valieron del calor en Olaeta (Araba), donde según Azkue, curaban al paciente con la siguiente terapia: "Para curar el reuma se hace un gran fuego de horno, después se limpia con estropajo y se mete en el horno al enfermo y le tienen allí hasta que el horno se enfría."

Igualmente se ensayaron tratamientos basados en los masajes y friegas, entre los que cabe destacar, las fricciones efectuadas con ortigas. Según Barandiaran, en Iparralde tales friegas se daban con alcohol o vinagre. Otras sustancias con las que se ha realizado tal menester han sido la raíz pelada de la mueza negra –*asta-matsa*–, la manteca de tejón –*azkenarro-urina*– y la grasa de lirón pirenaico o *mitxarro*.

Una receta obtenida por Azkue en Zeanuri (Bízkaia), para combatir este mismo mal, es la siguiente: "Se mezclan muchas cosas para hacer un jarabe: zarzaparrilla, cominos rústicos, flor de corazón y guayaco. Hay que tenerlos hirviendo durante media hora. Se sacan del fuego, se enfrían y después se mezclan bien con azúcar morado y miel, se ponen de nuevo en el fuego hasta que hiervan y se les mete en una botella, se les cierra bien y… se toma mañana y tarde." Indica, además, que de igual modo se hacía con las hojas de roble y fresno recolectadas a fines de junio. En cambio en Garazi (Nafarroa Behera), dice que "para calmar el reumatismo, las mujeres suelen poner una patata, patata de cinco ojos, en un saquito entre las sayas; y cuando ella más se ablande tanto más se calman los dolores. Los hombres suelen llevar en el bolsillo la tal patata".

Referente a Nafarroa, Margarita Fernández y Ana Nieto observan en la Ribera el uso de vahos de cocimientos de flores de ramo y hojas de laurel, contra los reumatismos. Pero en la cuenca de Pamplona preferían las cataplasmas elaboradas a partir de cocer hojas de romero –*erromerua*– en vino. En otros lugares se solían colocar en la zona de la afección hojas de berza, previamente calentadas. Tampoco se descartó, sobre todo en la zona pamplonesa, usar cola de caballo –*azeri buztan*–, ni cocimientos e infusiones de los frutos del enebro –*orrea* o *ipurua*–, en la Nafarroa atlántica, o vahos obtenidos de cocer malvas –*ziguira*–, en la Ribera.

Tratamientos combativos del reuma han sido, así mismo, los basados en el uso de otros tantos vegetales, caso de los palos de carrasquilla en infusión, tomados por los agotes de Arizkun (Nafarroa), como dice Aguirre Delclaux. En zonas de Gipuzkoa se tomaron también infusiones de malva, pero reforzando el efecto con una copita de cierto licor a base de ajos macerados en alcohol.

En la guipuzcoana Ataun, donde según Arin Dorronsoro se hacía una distinción entre reumatismo –*aidea*– y reuma –*erroma-aidea*–, se buscó alivio con friegas del jugo de la *aide-belarra*, la *azaplari-belarra* y la *anduerea*, así como con los vahos de la flor del saúco –*intxusalorak, ayen-belar* e *irusarbi*– para el primero de los casos. En el segundo las hierbas preferidas fueron *irustarbi pipitak* –tal vez gamón–, *asune* –ortiga–, *irasarbi pipitak*, *errroma-belarra, erromeroa* –romero–, *intxusa* –sauce–, *untze* –hiedra– y *barasuria* –ajo–.

Además han existido algunas terapias de carácter creencial, consistentes en acudir aciertos santuarios y fuentes. En Iparralde fue muy visitada, según Barandiaran, la fuente de la ermita de Santa Eulalia, en Isturitz (Lapurdi), donde además de bañarse, los enfermos recogían agua en recipientes para beberla en casa. Igualmente se acudió a la ermita de San Urbano, en Ustelaga, bosque de la navarra Gaskue, sobre todo los reumáticos de Larraun, Irurzun y Juslapeña, eligiendo para ello el 25 de mayo. Además, atadas al miembro enfermo, decían muchos guipuzcoanos que eran excelentes contra el reuma las cintas que siempre cuelgan de las cruces del monte Hernio. En Bizkaia también se ha tenido fervor a Santa Eulalia, visitada en sus distintas ermitas por los afectados de reumatismo, el día de su festividad, y a Santa Teodosia en algunas zonas de Araba. Del mismo modo es muy curativa, se dijo antaño, el agua recogida la mañana de San Juan, si bien tenía aplicaciones múltiples, además de combatir el reuma.

Artrosis

Frecuentemente confundida por la mentalidad popular con el reuma, los remedios tendentes a mitigar sus efectos, puestos en práctica por los vascos, han solido estar basados en el uso de plantas medicinales. Receta de la que se hacen eco Margarita Fernández y Ana Nieto, como observada en Ultzama (Nafarroa), era la compuesta por la mezcla del zumo de dos limones, seis dientes de ajo machacados y un pedazo de cebolla, todo ello macerado en agua durante una noche, para después beberlo durante varios días seguidos. También se conocieron en tierras navarras tinturas preparadas con hojas de acebo –*gorostia*–, cataplasmas de arroz –*ugolo*– y ajos macerados en alcohol.

Gota

Con nombres como *ezueri, bezueri, ezuri* e *itoi*, también la gota se ha intentado combatir popularmente con el concurso de algunas plantas medicinales. Igualmente en este caso, son Margarita Fernández y Ana Nieto quienes citan como de uso en Nafarroa, las infusiones de tila y menta, o las de hojas de fresno –*lizar*–, ingeridas por los pacientes antes de irse a dormir. En Bizkaia se tuvo más fe, sin embargo, en las infusiones de semillas y hojas de tomate, pues se decía que removían los humores. Por su parte los de Tolosa (Gipuzkoa), según José María Satrústegi, preferían un cocimiento elaborado con manzanas reinetas, troceadas con la piel, al que se añadía azúcar y miel. Pero como observa Goicoetxea Marcaida, se usó mucho más como laxante infantil.

Otras lesiones musculares

Dice Erkoreka que en Bermeo antaño se atacaron los dolores de espalda colocando sobre la misma alpargatas o ladrillos calientes, más modernamente sustituidos por la ya clásica bolsa de agua caliente. Lo mismo nos cuentan otros autores, refiriéndose a lo largo y ancho del País Vasco, si bien no se desconocieron distintas sustancias, alcohol sobre todo, aunque también con hojas de ortiga, como recuerdan Margarita Fernández y Ana Nieto refiriéndose a la Ribera navarra.

Tampoco han faltado soluciones de tipo animista para curar el lumbago –*gerrontz-min*–, pues como cuenta Azkue, "los que sufren de la cintura suelen ir de Olaeta a Aizgorri. Allí, tocando con la faja al Santo, rezan el Via Crucis y dan vueltas a la ermita", si bien, igualmente se acudía a Santa Eufemia, donde "atan al paciente en la cintura vela delgada de cerilla". En la Burunda (Nafarroa), los muchachos se ceñían al talle una espiga de trigo –cuenta Satrústegui– la cual se ocultaba en la ropa durante la misa, el día de San Juan. En Kanpetzu (Araba), según López de Guereñu, hacían otro tanto los mozos, pero con un junco. En otra población alavesa, Mendoza, refiere el doctor Barriola, se colocaban en la región lumbar "los lirios extendidos al paso de la procesión del Corpus", en la creencia de que así se evitaban lumbagos y otros dolores de parecidas características.

Para aliviar la ciática –*ankamin*–, en Ustaritz (Lapurdi), según Thalamas, se recurrió a envolver la pierna afectada con una cuerda a la que previamente se le habían hecho nueve nudos. Algo similar era el método empleado en la zona de la montaña alavesa, referido por López de Guereñu, aunque allí la cuerda era sustituida por una tira de piel de perro.

Por último, y volviendo nuevamente a los textos de Erkoreka, observamos que la tortícolis es llamada *tortikolise* en Bermeo, donde, a fin de aliviarla, se frotaba con aceite templado –*orijjo epela*– la zona dolorida, para seguidamente cubrirla con un paño.

VII
ENFERMEDADES DEL SISTEMA NERVIOSO

Alteraciones nerviosas

Todavía hoy, pese a los adelantos científicos, en ocasiones suele resultar difícil diagnosticar ciertas dolencias de tipo nervioso, e incluso catalogarlas como tales. También se han incluido frecuentemente en este apartado, enfermedades que nada tienen que ver con el mismo, al menos de un modo directo. Con ello, no resulta difícil imaginar las confusiones que debieron darse antaño, en capas más populares, a la hora de encararse con un conjunto de enfermedades que, aparentemente, más tenían que ver con el alma que con el cuerpo. Por eso las terapias han solido ser más anímicas que empíricas, sobre todo si se tiene en cuenta que se creyó que el espíritu del hombre residía en su cabeza, y esta, desde antiguo, estuvo sujeta a fuertes tabúes y supersticiones. De ello se ocupa Goicoetxea Marcaida, cuando escribe: "La cabeza ha sido considerada sagrada en todos los pueblos al creerla asiento de un espíritu sensible al daño. La misma iconografía religiosa nos lo prueba con la tonsura y los halos de Santidad, haciéndola depositaria de lo más noble del ser humano. Incluso la política, tanto nobiliaria, como militar, han hecho de ella lugar de emblemas jerárquicos. Todo lo cual no es más que el reflejo de la importancia que se le ha dado en las distintas culturas."

Uno de los remedios empíricos más conocidos para tratar una amplia gama de dolencias agrupadas popularmente como nerviosas, en base a los más dispares criterios, es el uso de hierbas medicinales. En la Ribera navarra se usaron, al decir de Margarita Fernández y Ana Nieto, infusiones de menta, malvavisco y melisa, conocida esta última con denominaciones eusquéricas como *garraiska, loraina* y *limoebedar*. Letona Arrieta cita, en cambio, en Garagarza (Gipuzkoa), para el mismo asunto, el empleo de *serbilleta bedarra* —*Angelica archangelica*—. Mucho más generalizada, también en nuestros días, está la solución casera consistente en ingerir infusiones de tila, que cada cual dosifica a conveniencia.

En Lapurdi, dentro de este difuso apartado de las alteraciones nerviosas, según Thalamas, se buscaba remedio preparando un singular, aunque no menos repelente, brebaje. Consistía en incinerar un topo, echar sus cenizas en un recipiente con agua y añadirle hilo bruto, recién hilado —*hari bastari irun berria*—, se cocía y ya estaba listo para beber. En la misma área de Iparralde se creyó que bebiendo agua la mañana de San Juan, se evitaban, durante todo el año, las enfermedades de la cabeza. Se conoció igualmente el uso de algún amuleto que se hacía girar en torno a la cabeza del paciente, a la vez que la madre, si este era un niño, con nueve granos de sal frotaba las manos y los puños del pequeño.

En la zona de Bermeo los nervios se curaban, o al menos se relajaban, dice Erkoreka, con infusiones de romero o de cola de caballo, pero también con baños de mar, realizados en números impares.

La locura

Igualmente ha sido la locura otra especie de cajón de sastre, donde han ido a parar las más diversas dolencias, imaginarias unas, reales otras, pero todas ellas alteradoras del comportamiento y el carácter humano. Se creyó que la locura la provocaba la ingestión de uñas, no pudiendo ser combatida, las más de las veces, sino con remedios mágicos y religiosos. Goicoetxea Marcaida recoge los siguientes nombres éuskaros para nombrarla: *erokeri, ertzokeri, erbogo, ertzotasun* y *errotasun*, mientras que Erkoreka habla del vocablo *soruek*, escuchado en Bermeo para referirse a los locos.

Otras causas popularmente atribuidas a la locura, fueron la herencia genética, los abusos del alcohol y la sobrecarga de disgustos y preocupaciones. Para evitarla fue frecuente arrojar lejos una prenda que llevase el enfermo, a la par que se decía *"abil ene goitz oki"* –"vete con esta mi enfermedad"–, como observase Barandiaran en Liginaga (Zuberoa). Caro Baroja, por su parte, cita como terapia contra los desórdenes mentales, los baños de mar, costumbre compartida por distintos pueblos del Canal de la Mancha.

En la obra ya citada *La medicina popular en el País Vasco*, de Ignacio María Barriola, está contenido un curiosísimo documento, en el que se prescribe un tratamiento para un enfermo mental. Fechado en

Oñati (Gipuzkoa), el 13 de enero de 1630, por el doctor Francisco de Iñarra, es como sigue:

"TRATAMIENTO propuesto por el Doctor Francisco de Iñarra en 1630, para intentar la curación de la enfermedad mental que aquejaba al licenciado Francisco López de Irarraga:

"Según la relación que se me ha hecho de la enfermedad del señor Licenciado Irarraga, su mal es manía, que es un delirio sin calentura, enfermedad grave y de muy gran cuidado y principalmente por haber tanto tiempo que le aflige; y así será necesario para su curación haga mucha vigilancia y para conseguir con el fin que se desea, conviene que le encierren en un aposento, dejando de día las ventanas de él con rejas, de suerte que no pueda salir por ellas, y aunque tenga algunos dilúcidos intervalos, como me dicen que los tiene, no se fíen en ellos de su merced, porque, tornando a sus delirios podría hacer mucho mal a su persona y a otras que topare, principalmente si tuviese algún cuchillo en las manos o otra cualquiera arma de que en todo caso le han de privar; y aun a su mesa le llevarán todo cortado, de suerte que en ella no haya cuchillo.

"Y estando, como digo, encerrado así, si se hallase con fuerzas suficientes su merced, sería bien se le hiciesen dos sangrías muy moderadas de las dos cefálicas, como se le hicieron ahora cuatro o cinco años, que yo visité a su merced con ese mal (aunque después acá no he tenido relación suya), y si tiene fuerzas o no, el pulso es el que ha de certificar desto que para mejor decir y ordenar lo que se debe ejecutar, fuera muy acertado le visitara su médico, para que hiciera relación del mal y sus accidentes y del estado del sujeto y de todo lo demás, para que conforme a ella, se respondiera y se ordenara lo necesario para su reparo.

"En este medio, como digo, se ejecutarán las dos sangrías muy moderadas; pero, si no se hallare gallardo el sujeto, en lugar de ellas tomará en cuatro mañanas el suero que va ordenado, y si con él en estas cuatro mañanas se hallare bien, podrá ir continuando en tomarle en doce mañanas al amanecer. Y recibiendo el suero, pasados seis u ocho días, tomará en otras doce mañanas la composición de lapis-lázuli, que es muy acomodada para su mal, tomando cada vez una cucharada pequeña de ella con un poco de vino aguado o desatada en él y dormirá tras esto y tras el suero lo mismo.

"Asimismo tomará en acabando de tomar esta composición de lapis-lázuli referida, una agua sacada por alquitara de vidrio, teniendo cuatro o seis días de espacio en medio para descansar, y al principio tomará desta agua dos onzas escasas y no más cada vez; pero, si con menos que con cuatro anduviere razonablemente, no hay que tomar cuatro onzas. Si tuviere falta de sueño, úntese la cabeza con aceite de violetas y de almendras dulces, atibiándolos una poco, y sobrepóngasele leche de mujer o de cabra. Úntesele el hígado, si estuviere fervoroso, con ungüento rosado sándalado, y si todavía le faltare el sueño désele de noche con otra tanta agua una onza de jarabe de dormideras y póngasela una poquita de agua rosada con medio escrúpulo de opio desatado en ella, a las ventanas de las narices. Pero, si durmiere bien, no se hagan estas cosas.

"Ansímismo, si tuviere almorranas, se procure se abran con hojas de borrajas o con un casco de cebolla, porque en este medio son muy eficaces."

(El resto del texto prescribe un régimen dietético, antes de los saludos, fecha y firma de rigor),

La epilepsia

Contra la epilepsia, principal de las causas de posesión demoníaca y otros trastornos de parecidas características, tan solo podía el sacerdote y los exorcismos, segun el creer popular.

Más modernamente, según fue perdiendo su carácter satánico esta dolencia, se ensayaron algunas hipótesis en pro de su curación. Por eso, según Barandiaran, en Iparralde se evitaba que los pacientes ingiriesen bebidas alcohólicas. Pero, naturalmente, la terapia preferida fue seguir acudiendo a diversos santuarios, de los que nos hicimos eco en un trabajo anterior que lleva por título *El cuerpo en la mentalidad popular vasca*".

Añadamos, tan solo, como complemento, algunos nombres reunidos por Goicoetxea Marcaida en sus escritos. Son ellos: *zoradura, zoralda, zorabio, txorabil, burtzoradura, burtzoraldi, xoralda* y *erorteko-mina*.

Baile de San Vito

Conocido así mismo como danza de San Guido, y modernamente como corea, la característica principal de esta dolencia nerviosa es la presencia en el paciente de convulsiones involuntarias y contracciones musculares. En Sara (Lapurdi) la llamaban *zainetako ikara* –temblor de nervios–, según Barandiaran, donde además se culpaba al alcohol de su origen, por lo que a los enfermos se les prohibía su ingestión. Por su parte, Erkoreka, recogió en Bermeo (Bizkaia), la expresión *baile San Bitor* o *perlusijje*, como sinónimo de esta dolencia. Así, por ejemplo, *"beitu a! perlusijjena deko"* equivalía a: "¡Mira aquel!, tiene el baile de San Vito".

Otras dolencias

De algunas dolencias, como dolores de cabeza, eneuresis, retraso de los niños en hablar, etc., nos hemos ocupado en sus capítulos correspondientes, pues aunque tengan una base nerviosa, la mentalidad popular, fijándose más en los síntomas que en la causa, las han catalogado de muy distintas maneras. Precisamente, procurando basarnos en ese criterio, hemos hecho por nuestra parte el reparto que en estas páginas se expone. Ahora concluiremos este capítulo, ocupándonos de algunas otras.

Refiriéndose al insomnio, o pérdida ocasional del sueño, Erkoreka escuchó en Bermeo, de labios de algunos ancianos, la costumbre de combatirlo a base de rezar rosario tras rosario. En cuanto a la memoria, en el mismo lugar se consideraba que esta se fortalecía mediante la ingestión de sesos de cerdo en abundancia.

Sobre el retraso manifestado por algunos niños a la hora de empezar a hablar, se ocupó Azkue. Así, observó, que a los de Ursuaran, Idiazabal (Gipuzkoa), los llevaban el día de la Ascensión a la ermita de Santa Bárbara. En Garazi (Nafarroa Beherea), por idéntico motivo, dicen que fueron muy visitadas las capillas de la Ascensión, San Antonio y Altzieta. En Barkoxe (Zuberoa), a Santa Bárbara, a la capilla de Malta y a la de María Magdalena. Mientras que los de Olaeta, Aramaio (Araba), llevaban a sus niños a una ermita que existió en el monte Jarindo, y los de la región guipuzcoana de Arroa al Santuario de Itziar. También se visitaron la ermita alavesa de Santa Isabel, cercana a Ullibarri Jauregui, y la momia conocida como "el cuerpo santo", de Errigoitia (Bizkaia). Barandiaran, por su parte, cita a la ermita de Santa Eulalia —*Santaulalia'ko-beila*— en el lugar de Mendilautsia, entre Donamartiri e Izturiz (Nafarroa Beherea), como punto de cita de madres con hijos tardos en hablar. Allí los bañaban y hacían beber del agua existente en el centro del templo, eligiendo como fecha tenida por idónea los domingos de octubre.

A los temblores de dedos y manos, *eskuko ikarea* o enfermedad de Parkinson, en la zona guipuzcoana de Ataun, según Arin Dorronsoro, se procuró alivio mediante la ingestión de cocimientos de cebada y hojas de fresno. Para otros temblores, acompañados de parálisis, tipo perlesía, se usó otra planta, de difícil identificación según Goicoetxea Marcaida, llamada *perlesi-belarra*.

Nos referiremos por último a la meningitis, aludiendo una vez más al doctor Barriola, quien se hizo eco de un curioso procedimiento observado por un colega, para combatir una meningitis tuberculosa. Fue el caso de un médico que, al tener su diaria visita a un caserío próximo a Donostia, "vio con asombro… que extraños cuerpos danzaban en el agua en ebullición de una gran caldera puesta sobre el fuego. No eran otra cosa que seis perritos recién nacidos con los que se preparaba un 'caldo' que el enfermo debía tomar varias veces al día seguidos a fin de curarse. Y lo curioso del caso es… que el enfermo curó". El mismo autor, añade: "A otro compañero hemos oído referir que al presentarse a la cabecera de un enfermo meningítico, vio que tenía sobre la nuca un pollo ya sacrificado. El remedio, que gozaba de cierto predicamento, no convenció en aquella ocasión."

VIII

ENFERMEDADES DE LA PIEL

Arrosa, el mal misterioso

Le hemos otorgado el calificativo de misteriosa a esta afección cutánea, porque bajo el mismo vocablo eusquérico *arrosa*, se esconden distintos padecimientos de diversa índole, sin que nunca se haya podido definir exactamente de qué se trata. De esa confusión han participado tanto las clases populares como los diversos autores que han estudiado la medicina popular vasca en sus distintos aspectos.

Ocupándose del asunto, el doctor Barriola escribió lo siguiente: "El concepto de 'arrosa', hoy casi sinónimo de caspa, abarcaba muy diversas afecciones: seborrea o caspa, herpes, e incluso algunos impétigos infantiles, a juzgar por las descripciones que nos han hecho. Sin poder afirmarlo rotundamente, creemos que las enfermedades incluidas por el pueblo en esta denominación tienen un carácter común que es el de la exfoliación de la epidermis, o caída de escamitas, que quizá hayan hecho recordar el deshojarse de las rosas, de donde pudiera proceder el nombre. No obstante tal suposición, no podemos eludir el citar en este punto el conocido 'mal de la rosa' descrito por Casal en 1762, manteniendo el nombre con que las gentes lo conocían. Se trata de la avitaminosis hoy llamada pelagra, debida a la alimentación unilateral a base de maíz y que se presentaba de preferencia en las zonas montañosas, como la de Asturias, en donde Casal la estudió, cuyas condiciones alimenticias no diferían mucho de las de nuestra población rural. Forman parte del cuadro de la pelagra unas alteraciones de la piel, que serían bien conocidas del pueblo, el cual asimiló a ellas otras de parecido aspecto, incluyéndolas todas bajo la denominación general de 'arrosa'."

A este texto alude también el doctor Erkoreka, añadiendo algunas consideraciones científicas. Pero, además, este autor identifica a la *arrosa* con la pelagra, basándose en la bibliografía básica conocida sobre medicina popular vasca, con la erisipela, el herpes, e igualmente con la caspa. Sobre esta última cita a Azkue, quien también incluye como tal a la *arrosa* en su *Diccionario*, así como en su *Euskalerriaren Yakintza*. En trabajos de Barandiaran, por otra parte, observa que en ocasiones la arrosa equivale a "erupción cutánea", pero también a herpes. Por último, encuentra similitud con la erisipela, referenciando la obra de Farreras-Rozman sobre medicina interna, en la que se aborda el tema desde un punto de vista científico. Cita, además, otros textos en los que se refleja la similitud de los rituales curativos de esta dolencia en otras latitudes ibéricas con los practicados en Euskal Herria.

Dichos métodos curativos son principalmente religiosos o animistas. El citado Barandiaran se hace eco de otro muy popular en otro tiempo, al decir: "Hace pocos años todavía existía en Bermeo la costumbre de llevar los niños que padecían la erupción cutánea que llaman *Arrosa* a visitar a la 'Virgen de la Rosa', que se venera en la iglesia parroquial de Santa Eufemia de aquel pueblo. Muchos de los enfermos que asistían allí tocaban con un pañuelo la parte de la imagen correspondiente a su miembro enfermo, y después tocaban este con la misma prenda. Esta la depositaban al pie de la imagen, y con esto daban por terminada la visita". Se hace eco también de la costumbre de Andoain (Gipuzkoa), donde a quienes padecían tal dolencia, le hacían "dar diariamente una vuelta alrededor de un rosal, en nueve días consecutivos, diciendo al mismo tiempo esta fórmula: *Arrosa arrosakin* (la rosa con las rosas), pero el noveno día se debían dar nueve vueltas seguidas al mismo rosal.

Barriola, que recogió una variante de esta curiosa terapia en Goizueta (Nafarroa), la describe así: "Al filo del mediodía se colocarán tres personas con el niño enfermo, alrededor de un rosal, y empezando con la primera campanada, mientras suenan las doce, se pasarán el niño por tres veces de uno a otro recitando: *'Arrosa arrosakin, Arrosa arrosangana, Ama Santa Rosak eraman dezala beregana'*. (La rosa con las rosas, la rosa a las rosas, la Madre Santa Rosa la lleve consigo). Se termina rezando el Credo, acto de fe imprescindible de tantas prácticas similares en las cuales, ciertamente, es la fe la que juega el papel principal."

Las verrugas

La verrugas poseen múltiples denominaciones eusquéricas, con sus correspondientes variantes, tales como *garatx, garatxo, gari, garijo, garita, garitz, kalitz, karatx, karatu, karatz* y *karito*, recogidas, todas ellas, en muy diversas partes de Euskal Herria, por Resurrección María de Azkue. Sin embargo, como él mismo señala, existe un vocablo vizcaíno que no se parece a los demás, y que no es otro sino *enor*.

Los métodos curativos, muy comunes a distintas culturas europeas, están basados por lo general en creencias de tipo mágico, magia simpática preferentemente, aun sin que se descarten otras completamente religiosas. El mismo autor que acabamos de citar, recogió un amplio cuestionario de procedimientos combativos de esta lesión cutánea, más antiestética que peligrosa. Abundan sobre todo los observados en varias poblaciones de Bizkaia, pero que han solido ser comunes a otras localidades del solar vasco. Creencia muy extendida es, sobre todo, la de confeccionar una cruz con juncos y enterrarla en la tierra. Si se acompaña de algunas oraciones, al paciente pronto se le secarán las verrugas. Otro método es el de poner debajo de una piedra, en lugar húmedo, tantos granos de trigo como verrugas se tenga. De ese modo, conforme el cereal se vaya pudriendo, irán desapareciendo las verrugas.

En Ermua solían frotarse las verrugas con una moneda pequeña, antaño de cuatro maravedís, para seguidamente dejarla en el cruce de un camino. Quien cogiese tal moneda, cargaría con las verrugas, librándose de ellas aquel que la dejó. De Otxandio era el método consistente en frotarlas con un junco para, haciendo tres cruces, decir: *"Bat, bat eta erdi, bapez ta erdi"* –'Uno, uno y medio, ninguno y medio"–. Enterrando el paciente con los ojos cerrados en tierra pantanosa tales juncos, a medida que estos se descompusieran sus verrugas desaparecerían.

Vizcaíno era igualmente el lugar donde el mismo Azkue observó la creencia de que quien tocase y contase las verrugas de otro, quedaba contagiado. Otros las quitaban frotándolas "en un sentido y en otro", con hierba de ángeles –*aingeru-bedarrakin*–. También atándolas con una hebra de seda, la cual acababa por cortarlas. En Zeanuri formaban cruces con un palito alrededor de ellas, diciendo al mismo tiempo: *"Zazpi, sei, bost, lau, iru, bat"* –"Siete, seis, cinco, cuatro, tres, dos, uno"–. Después se escondía dicho palito en lugar secreto y las verrugas desaparecían.

Refiriéndose a Igorre, dice: "Para quitar las verrugas se hacen cruces con juncos. Para cada verruga se necesita una cruz. Se coge la cruz con las dos manos y se la mueve sobre la verruga, diciendo: 'Au bat, au bapez; au bat, au bapez' –'Esto uno, esto nada (ni siquiera uno) esto uno, esto nada; esto uno, esto nada'–. Para ello se pone la cruz a un lado cuando se dice *bat* (uno) y al decir *bapez* (nada) al otro lado. Después se pone la cruz de junco para que se pudra y al pudrirse ha desaparecido la verruga… Si se yerra (al recitar la fórmula) hay que repetirla."

En Gipuzkoa, en cambio, le dijeron que bebiendo el agua donde se había cocido trigo, se curaban las verrugas. También partiendo una manzana en cuatro trozos, frotándose con ellos las verrugas y enterrándolas después. En Zumaia se ataba un junco al averrugado, al tiempo que se recitaba: *"iia bat, enorra bi; ii onek kenduko dik enor ori"* —"El junco uno, la verruga dos, este junco te ha de quitar esa verruga"—. En Amezketa y Beizama, las frotaban con "una farja (ochote)" y la moneda se entregaba en la ermita de Santa Cruz de Errezil.

En el valle de Arakil, ya en tierras navarras, le explicaron: "Cástrese primero una limaza (limaco, babosa), luego se frotan con la limaza las verrugas, se la mete en un agujero de pared y al secarse allí se quita la verruga." Los de Larraun, preferían ponerse sobre las verrugas cinco pajas de trigo en forma de cruz, para después meter la mano en un lodazal, mencionar las cinco llagas de Cristo y rezar cinco Padrenuestros. En Salazar decían que igualmente se curaban las verrugas si estas se cubrían con hojas de boj, situando el paciente en algún lugar desde el que se vieran tres ermitas. Curiosamente, desde un ángulo del mentado valle salacenco pueden verse las ermitas de Muskilda, la Magdalena y Arburu, pero desde otro las dos primeras y el Santuario de Ujué.

En tierras de la Navarra continental, pero igualmente de la peninsular, las verrugas eran frotadas con pedacitos de ajos, los cuales, durante tres viernes, eran puestos sobre el fuego del hogar. En Nabaskoze se escondían tantas hojas de boj como verrugas tuviese el paciente, pues creían que al secarse las mismas, sucedería otro tanto con las verrugas. En Amikuze (Nafarroa Beherea), esta dolencia se curaba mirando un arco iris y diciendo a la vez: *"Oltzadarra edaten ene kalitxa eihartzen"* —"El arco iris bebiendo, mi verruga secándose"—. Y, por último, en Olaeta, dentro del valle alavés de

Aramaio, el procedimiento a seguir fue, o bien enterrar una manzana, dentro de la cual se habían incrustado tantos granos de trigo como verrugas tenía el paciente, o bien sumergir la mano en el agua bendita traída de tres iglesias distintas.

También se ocupa de este tema el doctor Erkoreka, en su *Análisis de la medicina popular Vasca*, centrándose una vez más en la región vizcaína de Bermeo. Allí recogió hasta un total de trece recetas curativas de verrugas, las cuales no nos resistimos a transcribir en su integridad. Son las siguientes:

1. Las lesiones se frotaban con una babosa, *barie*, que a continuación se clavaba detrás de la puerta de casa y, a medida que se iba secando se secaban también las verrugas.

La babosa debía dejarse detrás de la puerta hasta que tocándola con los dedos se deshiciera.

Una condición para que el remedio fuera efectivo era que la zona que se había untado no se debía limpiar en varios días.

2. Otro remedio, tan extendido como el anterior, consiste en frotar las verrugas con un trozo de carne fresca que posteriormente debe dejarse que se descomponga.

3. Con piel de tocino cruda se frotan una o varias veces. A continuación se entierra esta piel de tocino y cuando se pudre desaparecen las verrugas.

4. Se coge una manzana o patata. Se corta en cuatro trozos iguales y se frota con cada uno de ellos las verrugas. A continuación se vuelven a unir los trozos y se le entrega a un amigo que debe

enterrarlo en lugar desconocido para el afectado. Cuando la manzana o patata se hayan descompuesto desaparecerán las lesiones.

5. Otros vegetales que tienen en común que su savia es de un color y aspecto semejante a la leche, son también utilizados. Precisamente es la savia, que por lo dicho recibe el nombre de *esnie* (la leche), la que se utiliza como remedio terapéutico.

Se puede utilizar la que se desprende del pedúnculo de los hijos inmaduros.

También dos tipos de hierbas el *kardu bedarra*, llamado también jardue, cardo, y otro tipo más pequeño, con cierto parecido a la alfalfa y que desprende incluso mayor cantidad de esta savia, que creo, recibe el nombre de *legan bedarra*.

Estos dos tipos de hierbas, así como el perejil *(perejille)*, se dicen que son perjudiciales para los animales, e incluso algunos los consideran venenosos debido al tipo de savia lechosa que desprende.

6. Entre los elementos vegetales merece mención aparte el junco. Una de mis informantes le denomina *sitjje* señalando que debe pincharse en el centro de la verruga con la parte distal de la hoja, que como es bien sabido, es puntiaguda.

En una obra publicada en 1931, se dice que "las verrugas se quitan frotándolas con carne jugosa de animal, de manzana o de junco". Como se ve, los remedios que se citan por aquellas fechas los he podido recoger en la actualidad, variando únicamente el uso que se hace del junco, que posiblemente haya sido utilizado de las dos maneras.

7. Otra informante afirma que el mejor método consiste en frotar las verrugas con líquido mens-

trual. La aplicación tópica del flujo debe hacerse durante varios días seguidos, preferentemente antes de acostarse.

8. Se frota con una moneda antigua, de cobre, y se lanza al aire lejos de uno, con el fin de que se pierda. Según la informante las lesiones empiezan a desaparecer a partir de la verruga madre.

9. Colocar sobre la verruga un poco de miga de pan *(ogimamiñe)* empapado con vinagre y cubrirlo con un trozo de esparadrapo. Esta operación debe repetirse varias noches seguidas.

10. En un recipiente se pone vinagre y se le añaden cortezas de limón verde. Pasados ocho días se inicia el tratamiento untando las lesiones con las cortezas del limón. Esta operación se repite varios días seguidos, pasados los cuales se tiran los productos utilizados. La informante afirma que es un método que da buenos resultados.

11. Se calienta una aguja y se pincha con ella en el centro de la verruga. Dicen que este método no es bueno ya que a veces sale sangre al exterior, y como esta afección piensan que se transmite por la sangre, se extienden las verrugas a otras zonas vecinas.

12. Otro método consiste en amarrar fuertemente un hilo en el punto de implantación y dejarlo ahí hasta que se seque la verruga.

13. Para terminar, dos métodos, que clasificaremos de dudosos, y que me han llegado de un investigador local que manifestaba sus reservas: uno consiste en frotar la lesión con ajo y el otro en acariciarle suavemente con una hoja de rosal.

¿Qué es la *gangallena*?

Se trata de una afección cutánea de muy difícil catalogación, ya que al parecer resulta desconocida en nuestros días. Azkue la traduce por escrófula, pero al decir de Erkoreka desacertadamente, pese a que puedo darse para ambas idéntica denominación eusquérica. Esta escabiosis queda descrita por el citado doctor Erkoreka, precisamente, del modo siguiente: "Este cuadro era muy corriente en Bermeo, al menos en los años treinta y anteriores. Afectaba principalmente a niños y jóvenes y se consideraba contagioso. Aparecía principalmente en el mentón y los codos en forma de pequeñas tumoraciones con una mancha o punto oscuro en su centro. Les denominaban en general *gangaillenak*."

Idéntico nombre poseía el tratamiento, administrado en este caso por una curandera, que aunque parecido al de las verrugas, no podía ser puesto en práctica por el propio paciente. El citado doctor presenció una demostración, aunque sobre un paciente simulado, realizado por una curandera fallecida en 1981. La descripción es: "El enfermo se sienta y delante de él la curandera, colocándose ante la zona afectada. Con la mano izquierda toma en un vaso o plato nueve granos gordos de sal o nueve granos de trigo. Se santigua tres veces seguidas, coge entre sus dedos pulgar e índice un grano y lo coloca sobre uno de los puntos oscuros. Apretándolo contra él recita rápidamente: '*Gangallentxu senbat tosu, bederatxi, sortxi, saspi, sei, seirik bost, bosteik lau, launk ira, irurik: pi, pirik pat, sure gangallentxu baperes*' (traducción: *Gangallentxu* cuántos eres, nueve, ocho, siete, seis, de seis cinco, de cinco cuatro, de cuatro tres, de tres dos, de dos uno, tu *gangallentxu* desapareció).

"Deja el grano que ha utilizado aparte. Recoge otro medio y repite la misma operación y fórmula en otro de los puntos oscuros de la zona afectada. Así en nueve puntos distintos con los nueve granos. Terminada la operación los granos de trigo se enterraban y si se habían utilizado de sal se colocaban debajo de una piedra del río."

La sarna

Con el nombre de *alza* o *azteria*, la sarna ha solido englobar popularmente un conjunto de diversas afecciones cutáneas, frecuentemente de dudosa catalogación. La carencia de remedios empíricos hizo que para combatirla se recurriese, con mejor o peor fortuna, a los remedios mágicos, lo que motivó que esta enfermedad fuese bastante conocida dentro de los distintos folklores europeos. Nosotros nos basaremos una vez más en los textos de Azkue, quien por su parte centró su atención en la Bizkaia que le había visto nacer.

Decían en Amorebieta que para curar la sarna era bueno andar desnudo la mañana de San Juan, antes del alba, para absorber el rocío de los pastizales. En otros lugares de Bizkaia consideraban que era suficiente con andar descalzo. En Arratia, para evitar esta dolencia, creyeron conveniente beber leche y comer fritada el primer día de mayo. En Zeanuri el remedio contra la sarna consistía en machacar la raíz de cólquito –*azbedarrak*–, mezclada con sal y orines del paciente y restregarse la zona afectada del cuerpo antes de irse a dormir. En Arratia el enfermo se lavaba dos veces diariamente, dos días seguidos, con agua de azufre y ortigas, quedando limpio de sarna, según decían, al tercero. Aunque del mismo valle es la receta consistente en cocer una culebra y beber dos veces al día de su agua, lo que le haría sanar, contaban, antes de ingerir la sexta taza.

Otros remedios son de Olaeta (Araba). Allí se creyó que se evitaba la sarna, comiendo una tortilla de hojas de ajo el día primero de mayo. Pero, para quitarla, nada mejor, consideraron, que mezclar azufre, pólvora y manteca sin sal, eso sin descartar el procedimiento citado de beber el caldo del cocimiento de una serpiente. Mas, en Uztarruze (Nafarroa), la receta curativa de la sarna consistió en tomar agua del cocimiento de lapa –*lapa-belarraren*–, mezclada con leche.

Thalamas cita como curativo de sarna el uso de cierta planta acuática conocida como *Pingüicola grandiflora*. Por su parte, el doctor Barriola hace referencia a cierto curandero guipuzcoano que acostumbraba a combatir dicha enfermedad frotando las lesiones con cáscara de huevo pulverizada.

Santuarios visitados para curar la sarna, citados por Barandiaran, han sido, dentro de Lapurdi, la capilla de Arantzazu, en Ainhoa, y la de Lourdes, en Bidart. También se acudió a la fuente de San Juan, de Sara, donde los pacientes lavaban la parte enferma.

Los forúnculos

Forúnculos o diviesos poseen en euskera la denominación de *zaldar* o *zaldarrak*, en plural, aunque también en este caso el término engloba a distintas afecciones cutáneas. Así, el doctor Barriola lo traduce por comedón o espinilla, cuando escribe: "Los comedones *(zuldar)*, o pequeñas retenciones de las glándulas sebáceas, con singular atracción para las uñas femeninas que saben extraerlos por simple presión entre ellas, tienen también un remedio popular que consiste en frotar la piel vecina con un trozo de corteza de sauce previamente mojada en orina de un muchacho, o tomando la orina como bebida."

Sin embargo, Azkue emparenta *zaldarrak* con diviesos, cuando se hace eco de los remedios curativos de los mismos. Uno de Zeanuri (Bizkaia), decía que era preciso tener sobre ellos, durante veinticuatro horas, un emplasto hecho con hierbas de San Juan –*San Juan-bedarrez*–. El otro, de Olaeta (Araba), consistía sencillamente en colocar sobre el daño un caracol despedazado.

Erkoreka da como remedio bermeano contra los forúnculos, el recurso de frotarlos, ya con cebolla y aceite, o bien con cebolla y jabón. Cita también el uso de un emplasto denominado *Madarijjeko botikie*, nombre que le venía del caserío del mismo nombre, en Alboniga, en el cual se preparaba. Consistía en eliminar la corteza de varios troncos de saúco y freírlas en aceite de oliva a fuego lento para, al rezumar todo el jugo, sacar el líquido de la sartén y añadir (al líquido restante) cera virgen. Dejado enfriar dentro de un recipiente, una vez solidificado estaba listo para su uso.

Las escrófulas

Tiene esta dolencia un origen tuberculoso en ganglios, huesos y otras partes del cuerpo, manifestándose en ocasiones en la piel, en forma de gruesos granos. Aunque Azkue da como traducción eusquérica *gingilak* –escrófulas–, recoge los nombres y variaciones dialectales siguientes: *bolada, bolaga, gangail, gangailen, gangarabil, gingil, gingilla, girgila, kirkila, maizandre* y *papera*.

Método curativo de Asterrika y Murelaga, lugares ambos de Bizkaia, fue frotar las escrófulas con una monedita de cuatro maravedíes, a la par que se decía: *"Kirkila bat eta kirkila bi, kirkilak dira amabi: amabitik, amaikara, amaikatik amarrara, aman etik bederatzira, bederatzitik zortzira, zortzitik zazpira, zazpitik seira, seitik bastera, bostetik laura, lautik irura, irutik bira, bitik batera batetik bapezera"* –"Una escrófula y dos escrófulas, las escrófulas son doce: de doce a once, de once a diez, de diez a nueve, de nueve a ocho, de ocho a siete, de siete a seis, de seis a cinco, de cinco a cuatro, de cuatro a tres, de tres a dos, de dos a una, de una a ninguna". Se envolvía la moneda en un papel, junto con cinco granos de maíz y se abandonaba en un cruce de caminos. Nadie osaba tocar el envoltorio, pues, de hacerlo, se creía que aquel adquiriría las escrófulas que el otro dejó. Parecida formulita se recitaba en Bermeo, durante nueve días consecutivos, arrojando a la vez un grano de maíz a la calle.

Más amplio es en este caso el muestrario de fórmulas observadas por el mentado Azkue en Nafarroa. En Urroz frotaban estos bultos o bien con granos de sal o con hojas de laurel, diciendo al mismo tiempo: *"Maizandre bat, maizandre bi, maizandreak dira bederatzi, bederatziak zortzi… biak bat, bata bat ere ez; maizandrerile ez"* –"Una escrófula, dos escrófulas, las escrófulas son nueve. Las nueve ocho… las dos una, la ninguna, no hay escrófula"–. En Elbetea, lugar del valle de Baztan, se hacía una operación similar, pero la fórmula se decía de un tirón o "en un golpe de aliento", concluyendo la plegaria con un *"gangarabilak egin dezala leer eta zapart"* –"que la escrófula reviente y estalle"–. En Ultzama la frotaban con un grano de sal, que después se quemaba, recitándose una fórmula similar a las anteriores. Se repetía la operación con nueve granos de sal, para concluir con el rezo de un Padrenuestro al revés. En Larraun se ponía sobre la escrófula una peseta bendecida, para después rezar tres Padrenuestros, todo lo cual había de hacerse en viernes. Además, creían que se curaban frotándolas con sangre de cresta de gallo. En Salazar, por último, le dijeron: "Se recoge flor de esparto la mañana de San Juan antes de que salga el sol y se seca, después se echan aquellas flores sobre dos brasas y se calienta un trapo en aquel humo y se pone sobre la papera."

En Baigorri (Nafarroa Beherea), el tratamiento lo ejecutaba una viuda, sosteniendo entre sus dedos granos de sal, los cuales había de frotarlos tres veces. Previamente la escrófula era calentada con vela bendita y a continuación se recitaba de corrido: *"Gingilak dira bederaizi, bederatziek zortzi… biek bat sekulan geiago sor eziadiela gingila biki bat"* –"Las escrófulas son nueve, las nueve ocho…. las dos una, que nunca jamás brote una sola escrófula"–. La operación se repetía tres veces, por la mañana, al mediodía y por la noche. Parecido método se usó en algunas partes de Gipuzkoa, con granos de sal, que posteriormente se arrojaban al fuego, y el rezo de la consabida formulita.

Los callos

Esas molestas durezas que salen en distintas partes del cuerpo por frotamiento o presión, especialmente dolorosas cuando se presentan en los pies, cada cual ha procurado aliviárselas a base de baños de agua caliente, a la que se le ha añadido algún producto, como sal, jabón, etc. Muy corriente es también acudir a un podólogo. Sin embargo, antaño se emplearon algunos remedios creenciales para solucionar el problema.

Cuenta Barandiaran a este respecto: "A la salida de Bermeo en el camino que va a la peña y ermita de San Juan de Gaztelugatxe, hay una puerta que llaman *San Juan Portalie*. Debajo del arco de esta puerta existe una piedra arenisca, ya muy desgastada por el roce, que tiene un hueco, cuyo contorno semeja un pie humano. *San Juan oñe* (pie de San Juan), y dicen que en él puso un pie el Bautista. Los pescadores que van a la ermita de Gaztelugatx tocan con un pie la piedra, con lo cual tienen por seguro que no les molestarán los callos". El mismo autor añade: "Existen en el mismo camino de Gaztelugatx otras tres piedras que muestran sendas huellas de planta humana, pues dicen que en tres pasos llegó de Bermeo al sitio donde está la ermita el Santo, dejando otras tantas señales de sus pisadas en el camino. En todas colocan sus pies los peregrinos y dicen que 'no hay pie a que ellos no se adapten bien'."

Otras afecciones cutáneas

Al sabañón se le llama *azkordin* y *ospel*, aunque la variante dialectal usada en Bermeo, según Erkoreka, fue *asgordiñ*. El mismo autor, cita como remedio para combatirlo el uso de frotamientos de verbena o con trozos de ajos, así como los baños de agua de pies y manos, caliente y fría alternativamente.

Según Azkue, en Dima (Bizkaia), para hacerlos desaparecer bastaba con decir: *"Azkordin dakar..."* –"¿Sabañón?"–. En otros lugares del mismo territorio recomendaban tratarlos con el agua de cocer castañas. En Olaeta (Araba) aplicaban calor sobre ellos, mediante la utilización de unas tenazas calentadas al fuego. Muy corriente fue, por otra parte, en más de media Europa, para mitigar su escocedura, mojar los sabañones con la propia orina del paciente.

Para limpiar las herpes o *basasu*, decían en Barkoxe (Zuberoa), según Azkue, que era buena la saliva en ayunas, y en Olaeta (Araba), el agua sulfurosa, la cual traían de Gonbillas. En Arratia (Bizkaia), como dosis de dicha agua sulfurosa, tomaba el enfermo dos vasos diarios. Además, conocía la receta siguiente: "métanse en agua de la fuente 300 gramos de miel blanca –*ezti zuri*– y 75 de bardana –*bardania*– y mézclese bien, tómese una cucharada a la mañana y otra a la noche". Otro tipo de herpes es el que, rodeando el tronco humano por un lado, sigue la trayectoria de algún nervio. A él alude el doctor Barriola, y también lo cita Thalamas, quien dice que para combatirlo, en Lapurdi el paciente cogía sobre las espaldas a otra persona que lo hubiera sufrido y daba siete vueltas con ella alrededor de una mesa. Los granos alrededor de la cintura, según ambos autores, los curaban de la siguiente forma: "Quien antes lo haya padecido, cortará la cresta de un gallo y con la sangre que de ella mane untará los granos del paciente tumbado, medio desnudo sobre el suelo, para que se vaya después a una encrucijada a rezar nueve Padrenuestros por el que le aplicó el remedio. El enfermo curará y se verá dotado de la virtud de hacerlo a otros." Cita igualmente Barriola un texto de Barandiaran, quien por su parte se hace eco de lo siguiente: "Para el remedio de la enfermedad de herpes, dicen estas palabras vascongadas: *Vasasua, Ichasua, Ozanera*, y *ducaelen semearquen semeorobano Jaunchecago*. Y sacando con un eslabón de alguna piedra tres veces las chispas, las aplican a los que tienen dicha enfermedad. La aplicación de la piedra, que, sin duda sería de pedernal, a los herpéticos, es quizás supervivencia de ritos prehistóricos."

La tiña o *ezkabia* la curaron en Bizkaia, cuenta Azkue, con tan solo llevar una castaña de indias dentro del bolsillo, pero en Olaeta (Araba), la quitaban con pez. A ello alude así mismo Barriola cuando dice: "Suele tratarse la tiña untando con pez la parte afectada, y así, un abuelo de la Misericordia donostiarra nos aseguraba que el mejor procedimiento consistía en cubrir bien la cabeza con pez y tenerla durante quince días envuelta con una *amantarra* (grueso tejido, sustitutivo del calcetín, de nuestros aldeanos)". También señala que tiña y sarna fueron confundidas por los vascos en otro tiempo.

Del albarazo o *legena*, dice Azkue que en el valle navarro de Larraun lo curaban dando vueltas alrededor de él con una peseta de plata y diciendo a la vez: *"Aitaren Semearen Espiritu Santuaren izenean"* –"En el nombre del Padre y del Hijo, del Espíritu Santo, Amén"–. Y tras hacer una cruz y rezar tres Padrenuestros, se mojaban el albarazo con agua bendita. En Zeanuri (Bizkaia), lo frotaban con hierba de albarazo –*legen-bedarraz*– y en Olaeta con ajos.

Digamos, por último, que para curar el quiste –*txoria*–, según el mismo autor, en Nafarroa acudían a oír una misa en la ermita de Santa Felicia de Labiano, mientras que en Gipuzkoa, por idéntico motivo, se acudía a la ermita de San Prudencio de Lazkao.

IX

INFECCIONES

La peste y el cólera

La peste, terrible plaga que asoló Europa en el siglo XIV, diezmando ciudades y pueblos, y motivo de una amplia bibliografía, tanto desde el punto de vista del ensayo, la novela, el teatro o los libros religiosos, como también base temática para la realización de muy complejas obras iconográficas, se introdujo en Euskal Herria a través de la ruta jacobea. En efecto, fueron peregrinos infectados, en tránsito hacia Santiago de Compostela, quienes a su vez inficionaron a su paso a los naturales del norte peninsular, que, no hallando remedio a tan peligrosa afección, desarrollaron distintos cultos de carácter religioso. Contra la peste tan solo se podía hacer una cosa en el terreno práctico, y era procurar aislar a los afectados, para que no contaminasen a los demás, y limpiar, casi siempre mediante el fuego, las viviendas, tanto de estos, como de los fallecidos. Fuera de eso solo cabía rogar al Cielo.

La peste desapareció y reapareció intermitentemente durante los siglos siguientes, desarrollándose un complejo culto hacia San Roque, a quien se consideró abogado contra la terrible enfermedad. Como escribe Orta Rubio, en un estudio sobre la peste en Nafarroa: "Solo después de las epidemias de 1630-1631, la Ribera rural sobre todo, buscará –muy en consonancia de la época– conjurar las catástrofes que se abaten sobre ella mediante el auxilio sobrenatural. Es el momento de la gran expansión del culto a San Roque, abogado contra la peste." La cita la recoge Erkoreka en la obra que de él venimos referenciando, *Análisis de la medicina popular vasca.*

En dicha obra, además, el citado autor alude al número de ermitas que dedicadas a San Roque existen o han existido en Euskal Herria. Basándose en bibliografías diversas, escribe: "Las ermitas de San Roque se multiplican por nuestro suelo de forma que por ejemplo en el catálogo de ermitas de López Sellés se citan nueve en en ese antiguo reino; en el de Gipuzkoa, elaborado por Peña Santiago, diez, y en Bizkaia, según el catálogo está prácticamente concluido aunque sin publicar por Gurutze Arregi, un total de dieciocho, tres de ellas desaparecidas." Por nuestra parte, preciso es que añadamos que la última de las obras citadas fue publicada en 1987.

Cuenta, también, que una de las desaparecidas de Bizkaia se levantó en Bermeo, en 1690, no siendo terminada hasta 1722. En 1746, con motivo de la gran mortandad, se hicieron rogativas a San Roque. Fue una novena a la que estaban obligados a acudir por lo menos un hombre de cada barco, so pena de sufrir una multa de dos ducados. El asunto dio origen a una popular leyenda, según la cual la epidemia, que debió de ser de cólera, originó que los habitantes de Bermeo hicieran la promesa de que si se acababa el mal, acudirían cada año, el día de San Roque, a su ermita situada en el Tonpon o Tonpoi. Mas con el tiempo se olvidó la romería, reduciéndose tan solo a dar una vuelta procesional en torno a la Iglesia de Santa María. Además, se acude cada 31 de julio a San Juan de Gaztelugatxe, desde Arrieta, llevando la imagen de la Virgen, en cumplimiento de otra antigua promesa. Precisamente en el vecino cabo de Matxitxako, se habilitó un lazareto para acoger a los apestados, durante otra epidemia, posiblemente de cólera, que azotó la región.

El tifus

Al tifus se le han dado nombres como *sukar ustela* y *tifusa*, según Azkue, quíen además recogió en Olaeta (Araba) una receta curativa, consistente en beber, durante cuarenta días seguidos, un vaso de agua fresca azucarada. Erkoreka, por su parte, escuchó en Bermeo la creencia de que el tifus se contrae sobre todo en septiembre y octubre, época en que maduran los higos –*Pikuen sasoien tifuse oten da*–. Según este autor, la relación se explica "por los insectos, sobre todo moscas y hormigas, que se acercan a la porción distal del higo, por donde rezuma el líquido azucarado, que lo contaminan con su contacto. Por ello, todavía hoy en día, se aconseja eliminar esa parte de la fruta cuando se consume".

Se hace eco también, el mismo autor, de un método curativo, puesto en práctica en 1927, con motivo de la epidemia del tifus. Lo relata del modo siguiente: "En un caserío de Albóniga estaban enfermos su madre y su hermana por lo que al caer él –se refiere al informante– con la enfermedad, decidieron no declararlo al médico que periódicamente visitaba a las dos enfermas y llamaron a una curandera, la de Batxinfonda, para que lo tratara. Esta mujer colocó un gran balde con agua hirviendo, introdujo una silla en su centro, le mandó sentarse desnudo en ella, a pesar de su fiebre alta y diarrea, y lo cubrió con una manta. Cuando se encontraba sofocado por el vapor de agua y su propia fiebre, lo introdujeron en una bañera de agua fría y después de haberle frotado el cuerpo lo secaron y encamaron. El proceso evolucionó favorablemente, según el informante, le aparecieron unas grandes tumoraciones en la zona baja de la espalda y piernas que en pocas horas se abrieron espontáneamente expulsando un abundante líquido oscuro curándose totalmente la enfermedad."

La fiebre

Este síntoma posee una multitud de denominaciones vascas, con sus variantes dialectales correspondientes, y con precisiones idiomáticas en otros tantos casos, para concretar de qué tipo de fiebre se trata. La más corriente de tales denominaciones ha solido ser *sukar*, pero también han existido vocablos como *sukhar, sueri, beroen, gorrintze* o *kalentura*. De todas ellas se hace eco Goicoetxea Marcaida, que añade, además, voces como por ejemplo *elbarringeren, ozbero, udamin, aldi, eraiteko* o *gargori*, para referirse a las fiebres tercianas.

Dice Barandiaran que en Sara (Lapurdi), se consideraban contagiosas las enfermedades que se presentaban acompañadas de fiebre. Pero en Liginaga (Zuberoa), el origen de la fiebre era atribuido a fatiga, tratando de atajarla con baños frios, bebiendo agua fresca y manteniendo al paciente abrigado. De Dohozti (Nafarroa Beherea), el mismo autor escribe: "La fiebre se atribuye a *odolkopia* (la abcesión de sangre). Se distinguen la fiebre gripal *(sukarr)*, la tifoidea (*sukarr berrogei egunekoa*: fiebre de cuarenta días) y la del tifus (*sukarr beltz*: fiebre negra)." Añade el mismo estudioso, que para curar el estado febril se tomaban tisanas de hinojo y *azentzia* –tal vez ajenjo–, considerándose bueno, también, purgarse.

En Olaeta, según Azkue, la fiebre o calentura la hacían descender "sudando largo tiempo". En Iparralde, según Thalamas, contra las fiebres eruptivas empleaban borraja –*marroina*–. En la Navarra Media, en cambio, dicen Margarita Fernández y Ana Nieto que fueron más frecuentes las infusiones o cocimientos de la flor del avellano –*urritza*–, mientras que en Baztan y Burunda preferían la corteza de saúco pulverizada. En otro lugar, como la guipuzcoana Ataun, según Arin Dorronsoro, la fiebre se combatía con cocimientos de raíz de malvavisco –*malmaiskun*–, pero, igualmente, ingeriendo semillas rojas de *irasarbin* –tal vez asfodelo– y con masajes de manteca de cerdo salada –*gantza*–.

Ya en el terreno de lo creencial, se han conocido igualmente algunos puntos de cita a los que se acudía buscando auxilio contra las fiebres. Así, en Tudela (Nafarroa), tal como cuenta Iribarren en *De Pascuas a Ramos*, existió junto a la Casa de Misericordia una fuente, de la que una leyenda decía había bebido San Francisco de Asís, y que era excelente para el tratamiento de las calenturas. Por su parte, el doctor Barriola cita como muy visitada en Gipuzkoa, por curar las fiebres cuartanas, la ermita de Santa Cruz, en Urnieta, la de San Vicente, en Segura y la de San Prudencia, en Getaria. En Nafarroa, la ermita a la que se acudió por idéntico motivo fue la de la Virgen de Arrigorria, cerca de Arraiza.

En cuanto al escalofrío que en ocasiones suele acompañar a la fiebre, en Olaeta y Zeanuri, le dijeron a Azkue que este desaparece frotando el cuerpo con ortigas. También en Bizkaia, pero en Amorebieta antes de dicho frotamiento tomaban los pacientes un baño caliente. En Ataun (Gipuzkoa), según Arin Dorronsoro, mientras pretendían alejar el escalofrío, untándole al enfermo ajos por todo el cuerpo, colocaban junto a este un ladrillo caliente.

X
ENVENENAMIENTOS Y AGRESIONES
DE ANIMALES

La rabia

La hidrofobia o rabia es conocida en euskera como *amorru* o *amurru*. Enfermedad de carácter vírico, altamente peligrosa y provocada por mordeduras de perros hidrófobos, no tuvo prácticamente terapias caseras de carácter empírico. Por eso, si bien los remedios preservativos y curativos contra esta dolencia abundaron en el terreno de lo creencial, también se procuró poner a los afectados por la misma en manos de distintos curanderos. Algunos de estos individuos incluso llegaron a estar al servicio de no pocos municipios, para intervenir en caso de necesidad.

Sobre este particular, en Sara (Lapurdi), Barandiaran recogió lo siguiente: "De los perros rabiosos dicen que su rabia aparece al caer o al nacer la hoja (otoño o primavera). Los ancianos recuerdan que, en otro tiempo, las mordeduras de los perros rabiosos eran curadas, mediante oraciones, por un vecino de Lesaca." El mismo autor escribe: "En muchos pueblos de Bizkaia y en algunos de Gipuzkoa y de Araba, la primera rebanada que el padre de familia corta al comienzo de la cena de Nochebuena, es

121

guardada debajo del mantel que cubre la mesa. Allí debe estar durante las cenas hasta el último día del año (Bedia). Depués es guardado en un armario. Este pan no se enmohece. Si hay peligro de rabia, le preserva a uno de esta enfermedad o le cura; lanzado en el mar embravecido, lo aplaca (Lequeitio): o en una impetuosa riada, la mantiene en sus límites (Ceánuri, Elorrio); o en el aire durante la tormenta, para alejar el pedrisco (Yurreta)." En el mismo texto añade que: "Los ajos sembrados el día de Navidad y recogidos el día de San Juan tienen las mismas virtudes que el pan de Nochebuena contra la rabia (Bedia, Uhart-Mixe)."

Tradicionalmente se ha tenido a Santa Quiteria como abogada contra la rabia, por eso en diversas poblaciones de Euskal Herria se les marcaba a los perros con el sello de la santa. Tan bárbara costumbre se observó, por ejemplo, en Tudela (Nafarroa), donde según Nazario Medrano, los perros eran marcados a fuego en las costillas para preservarles de la enfermedad. Dicha santa poseyó ermita bajo su advocación junto al cementerio de la localidad mentada. Lo mismo hacían con los perros de Urzainki, en el también navarro valle de Erronkari. Pero en la igualmente navarra Biguézal (Romanzado) los pastores llevaban a sus perros a la ermita de esta santa, el día de su festividad –22 de mayo–, donde se les hacía ingerir agua y sal para preservarlos de la rabia. En Araba, en cambio, la marca preservativa de la hidrofobia solía serles puesta a los canes en la frente, eso se hacía al menos, como cuenta Onraita, en Gauna, al sospecharse algún caso de rabia. Pero el capellán del Monasterio de

San Bernado de Barria, también en Araba, bendecía a las personas afectadas de mordeduras de animales de quienes se sospechaba la misma enfermedad, tal como refiere Eulogio Gorostiaga.

Más espectaculares son las páginas dedicadas a las mordeduras de perros en la ya referenciada *La medicina popular en el País Vasco*, del así mismo ampliamente citado en esta obra Ignacio María Barriola, donde se principia el tema con la alusión siguiente: "Llegamos, con esto, a las mordeduras de perros, campo de elección de los saludadores. Pero digamos antes que cabe curarles cubriendo la herida con pelos de la cola del mordedor, si es aprehendido… naturalmente, o bien por el sencillo procedimiento de comerse unos cuantos ajos, pero sembrados, precisamente, por Nochebuena, y recogidos antes de la salida del sol el día de San Juan. Esta virtud reconocida a los ajos allende la frontera, le fue confirmada a Thalamas, a quien contaron el caso de un muchacho que se curó cuando, encerrado en la cocina, en pleno acceso de rabia, se tragó una ristra."

El mismo Barriola se ocupa seguidamente de algunos saludadores o curanderos, de fama regional, especialistas en curar la rabia, de los que no tiene muy buena opinión, por cierto, acusándolos abiertamente de embaucadores. Porque un método tradicional de estos "especialistas", para curar la afección que nos ocupa, fue la de retener en la boca aceite hirviendo –sin quemarse–, para, seguidamente, escupirlo con fuerza sobre la mordedura. El autor que ahora referenciamos, sobre las virtudes, reales o imaginarias de los curanderos en general, escribe: "La propiedad de resistir en la boca el calor del aceite hirviendo no es privilegio especial de determinadas personas, sino producto más bien de un entrenamiento progresivo. Y, en cuanto a su pretendida inmunidad contra el fuego, fruto es de la superchería. Según el P. Le Bruta para preservase de él, dicen que suelen untarse con la grasa del jugo de 'manue', de la ortiga bastarda o 'foirolle' y otras hierbas. D'Iharce cita fórmulas del obispo Alberto el Grande de Ratisbona, en el siglo XIII, para evitar las quemaduras; fórmula acaso conocida de los saludadores. Una de ellas consiste en frotar el cuerpo con una mezcla, a partes iguales, de cola de pescado y alumbre, fundidas en vinagre natural. Y añade que, según Cardan, basta lavarse las manos en orina para que no se quemen. Análoga propiedad deben de conferir las frotaciones con solución de alumbre y jabón duro algo humedecido, o jugo de cebollas y ciertas esencias, utilizadas por los saludadores."

Pero no pasa por alto, el mismo doctor Barriola, algunos casos conocidos de saludadores que sufrieron con grandes consecuencias las afecciones de rabia que pretendían curar. Eso le sucedió a José Antonio de Iraola, curandero de la localidad guipuzcoana de Goiaz, que "fue llamado en 1860 a prestar su asistencia a un vizcaíno mordido por un perro y que curó gracias a su intervención. Pero sucedió que el chucho rabioso, al que el saludador no quiso que lo atasen, le mordió en la cara y, víctima de sus embustes, falleció cuarenta y seis días después".

Mordeduras de animales

Otra mordedura muy temida en el mundo rural fue la de serpiente, en especial la de víbora, contra cuyo veneno al parecer se usó en la antigüedad, según cita el doctor Barriola tomando el dato de una descripción de Plinio, la "hierba cantábrica", que bien pudiese ser la *Caryophyllaceae*, a su vez mencionada por Celso. Referenciando textos de García y Bellido, el mismo Barriola recoge la opinión de aquel, en el sentido de que dicha planta "de ser la *Conium maculatum* o cicuta *(otzeri-belar, astaperrexil)*, el veneno utilizado por Sócrates; y que Silio Itálico y San Isidoro citan en Cantabria el extraído del tejo *(agin)*, con el que se suicidaban los gallegos del Mons Medullins".

Pero también se han conocido otras terapias, relativamente más modernas, para combatir los efectos de la mordedura de un ofidio. Así, y continuando con lo estudiado por Barriola, este fue informado por Manuel Laborde, de un método usado en Zerain (Gipuzkoa), según el cual la mordedura se trata "incidiendo la herida con un cuchillo, metiéndola luego en el río durante algún tiempo, hasta media hora incluso, o bien con un emplastado de gran eficacia, preparado con la segunda corteza del aliso *(altza)*. Y no desdecían los buenos servicios que se pueden obtener colocando sobre la mordedura la porción anal de un pollo vivo que posiblemente debe actuar en función de ventosa, empíricamente al menos".

Otra técnica citada por el autor que ahora nos ocupa, dice: "Si el agente causal ha sido serpiente, conviene cubrir la lesión con la cabeza del mismo reptil, o bien con corteza de fresno, cuyas virtudes desconocemos, o quemarla con un hierro candente." Recoge, así mismo, el método, también mágico, observando por Thalamas en Sara (Lapurdi), consistente en rezar el Credo en sentido inverso, inmediatamente después de producirse la mordedura "sin interrupción ni distracción". Otro método conllevaba el rezo de siete Salves, "haciendo la señal de la cruz al empezar, y al terminar la quinta y séptima. El día siguiente repetía la operación a la misma hora, con la particularidad de hacer la segunda cruz al terminar la cuarta Salve. El tercer día obraba exactamente como el primero y cada día concluía la operación colocando sobre la herida un emplasto de aceite, ajos y raíces de fresno". El método se le atribuía originario a un tal Juan José Jorakuria, de la borda *Dendaldegi*, de Sara.

Similar en cierta medida es el método que el propio Barriola recogiera en Goizueta (Nafarroa), el cual consistía en rezar "veinte Salves numerándolas en voz alta de la última a la primera, que debe hacerse enseguida de producido el accidente, y cuya virtud curativa se completa con la inevitable aplicación de un emplasto con mucho ajo, aceite tibio, raíz de fresno, *pasmo-belar* y escrofularia *(belarr-beltz)*, el cual, a su vez, se cubre con excremento de buey, sujetándolo todo con un trapo. Nos decían que bien pronto comienza la herida a 'purgar' –nada extraño dada la 'asepsia' del método–, y a curarse…"

Sigue diciendo Barriola: "Conocemos otro caso, con curiosa intervención de un 'saludador'. Un casero de Usurbil fue mordido por una culebra y a las pocas horas se encontraba hinchado y con muy mal estado general. Ante el peligro que amenazaba, se desplazó un amigo en busca de cierto saludador conocido, de Hernani, al que, por ser día de fiesta, lo encontró en Vísperas. Explicado el suceso, el curandero salió de la iglesia y se marchó a su casa. Sacó del armario de un cuarto una imagen de San Antonio, alumbró dos velas y, de rodillas ante el Santo, empezó a recitar unas oraciones de un libro en latín, que verosímilmente no comprendía. Terminados los rezos, dijo al emisario que podía regresar al caserío. La sorpresa de este fue grande al oír a la ya tranquilizada familia que el enfermo experimentaba una gran mejoría desde las tres y cuarto de la tarde, hora exacta de las preces del saludador."

Igualmente, se han tratado las mordeduras de culebra con cristal machacado de una botella negra. Y con pócimas de distinta índole, como aquella que le refirieron a Aranzadi, compuesta de seis hierbas distintas, de eficacia, al parecer, comprobada. Pero en Zeanuri (Bizkaia), le informaron a Azkue de lo siguiente: "Para curar la mordedura de culebra, o bien de perro rabioso, se beberá agua de malvas. Luego ablándese una hoja de tabaco en aguardiente fuerte y póngase en la herida, y un pedazo de llantén se desmenuza en un mortero, y del agua que se extrae désele a beber una cucharadita."

Ya por último aludiremos a Erkoreka, quien en Bermeo se enteró de que al producirse una mordedura de serpiente –*sugoie* o *narrosugoie*–, "aconsejan abrir la lesión con una cuchilla y extraer la mayor cantidad posible de sangre". Añade que, según creencia de la zona, la comadreja –*ogigastaie*–, posee "un veneno, que comparan al que popularmente se atribuye al perro rabioso". Igualmente se considera venenoso el sapo y "otros animales".

Picaduras de insectos y otras lesiones de parecida índole

Entre los remedios caseros para combatir las picaduras de insectos abundan, al decir de Barriola, las "fomentaciones frias de agua, alcohol, amoniaco o vinagre", pero si se trata de la agresión de una abeja "se recomienda frotarla con la parte blanca de puerros crudos". En Bermeo, en cambio, como observase Erkoreka, al producirse la picadura de abeja o avispa y no teniendo nada mejor a mano, "se aconseja orinar sobre la lesión", aunque, igualmente "se intenta extraer el aguijón y hacer sangrar la herida". Apunta, además, este autor: "A nivel popular no se distinguen un tipo de picadura de otra ni se sabe que las avispas no pierden el aguijón cuando pican, mientras que las abejas lo dejan en el lugar de la picadura."

Venenosas, de mayor o menor consideración, son también las espinas de algunos peces. Erkoreka cita en la zona bermeana, objeto de sus estudios, los siguientes: *gonbise, salbaijjue, eskukerijje, kabra gorrijje* y *patarijje.* Los pinchazos de tales peces se combatían tratando de sangrar al máximo la herida, o introduciendo en agua con lejía el miembro afectado.

De otro lado, Barriola habla del *xabiroi,* tan temido por los bañistas. Se trata del *Trachinus,* popularmente conocido como araña de mar, de dolorosísima picadura. Para combatirla solían cauterizar la herida "con un hierro candente o con piedra infernal". Aunque también oyó decir el citado doctor que un buen remedio era "una vez quitada con un cuchillo la baba negra que la cubre, rasparla fuertemente con un trozo de cuerno de chivo".

Intoxicaciones diversas

El remedio más extendido para combatir los envenenamientos fue la ingestión de agua y jabón, para limpiar el estómago. Pero como observase Azkue en Zeanuri (Bizkaia), después de esto era conveniente beber agua de linaza –*linazi*– o malvavisco –*malbabisku*–.

Pero, tal como dice Erkoreka: "El mejor antídoto contra venenos, tóxicos e incluso algunas infecciones, es el ajo. Este se puede ingerir en forma de sopa de ajos o bien a través de preparados como el que nos proporciona J. A. –se trata de una informadora–, que consiste en poner siete dientes de ajo en un recipiente con el contenido de un vaso de agua, cocerlo hasta que se reduzca a la mitad de su volumen y beber el líquido resultante en ayunas *mikrobijjuek iltxeko* (para 'matar los microbios'). El agua en la que previamente se han cocido ajos también se utiliza tópicamente, bañando la zona, para tratar infecciones o heridas muy localizadas o bien para eliminar de las mismas el veneno animal o de otra procedencia que pueden contener. "

En cuanto a la intoxicación etílica o borrachera, el remedio más aconsejado ha sido el de hacer vomitar al paciente, para lo que ha solido emplearse, popularmente, el café salado. Dice el mismo

129

Erkoreka, a tal respecto: "parece que la finalidad de la ingestión de café con sal en la localidad –se refiere una vez más a Bermeo– es la de estimular el vómito y no la de que la cafeína del café antagonice el efecto nocivo del alcohol". Apunta, además, la costumbre de comer sopas de ajos tras haber bebido abundantemente, caso de la cena de Noche Vieja, "ya que este producto era tenido como un excelente dexintoxicante".

XI

TRAUMATISMOS

Inflamaciones y heridas

Una de las causas principales por las que el campesino vasco visitó al curandero fueron los accidentes. Si el trauma se consideraba de poca importancia, se improvisaban diversos procedimientos caseros para combatirlo. Mas si heridas, golpes u otras lesiones, presentaban mal aspecto, entonces se buscaba el auxilio de un "experto". En caso de corte o herida sangrante, lo más urgente era atajar la hemorragia, primero limpiándola, después reduciéndola. Pero, al decir del doctor Barriola: "Donde y cuando el agua oxigenada no es de uso corriente, se recurre a procedimientos más primitivos y muchas veces relacionados con el propio oficio: así veremos al zapatero utilizar la pez y al 'casero' buscar por los rincones de un establo la tela de araña que, como frágil tejido, servirá de trabécula al coágulo en formación." El mismo autor añade como método popular a poner en práctica una vez contenida la hemorragia, cubrir la herida "con grasa sin sal, poniéndole encima una hoja de hierba de la Virgen *(Ama Birgiñaren belarra)* recogida en zarzales vecinos a los riachuelos, o bien una hoja de higuera".

Texto sin desperdicio, e igualmente de Barriola, complemento de lo anteriormente expuesto, es el siguiente: "A pesar de tan diligentes cuidados, al pasar de los días, la herida va tomando mal aspecto; el médico diría que se ha infectado, pero el vulgo, desconocedor del poder patológico de los invisibles microbios, sentenciará que se ha 'mareado'; la mareadura ('marina') ha ocasionado el pasmo ('pasmua') de la herida, contingencia producida por muy diversas causas y en especial por la ya mencionada influencia del mar. Con profunda convicción me contaba hace unos años un anciano en su oficio de panadero el eficaz tratamiento con el que logró su curación. Una mañana de domingo, al meter los panes en el horno, se hirió la mano con un hierro. Contenida la hemorragia, se vendó con unas hilas. Salió a la tarde con un amigo y dieron un paseo al sol entre la Avenida y el barrio de Gros —alude a Donostia—, cruzando el puente de Santa Catalina. Al retirarse al anochecer, advirtió, por unas punzadas en la mano lesionada, que la herida se había 'mareado'; y reprochándose al instante la temeridad de sus paseos frente al mar, se puso a poner remedio a su mal. Despreciando la recomendación que le hicieran de colocar, simplemente, la mano sobre una cuchara y un tenedor cruzados, prefirió recurrir al 'agua de mordeduras' *(mario-ura)* realizando la técnica siguiente en todos sus detalles: coger un puchero de barro lleno de agua que se pone a hervir con tres hojas de laurel *(ere-ñots)* y doce blancas piedras de sal *(gatz-arri)* de las que se recogen en las orillas de las regatas. En ebullición el agua, se vierte en una cazuela ancha, y en su centro se coloca un puchero invertido, sin dejar salir hojas ni piedras que quedan bajo él; sobre su fondo se ponen una tijera, un cuchillo y un peine cruzados, para sobre ellos mantener durante unos diez minutos el miembro afectado, cubierto con un trapo. Si la herida estuviese 'mareada', el puchero se 'traga' el agua de la cazuela, y el vaho atrae *(tiratu)* el 'pasmo'. La operación se repite unos días hasta lograr la curación. La 'mario-ura' cuya acción fundamental, como fácilmente se colige, ha de equipararse a la del calor húmedo, es infalible... de ser bien empleada, según mi interlocutor."

El uso de emplastos en la curación de heridas estuvo muy extendido antaño por todo el País Vasco. Variaban fórmulas e ingredientes, algunos de los cuales se mantuvieron secretos, no dándolos a conocer los curanderos ni siquiera a sus allegados. Otras, en cambio, fueron de dominio público. Un curandero, en este caso de Pasai Donibane (Gipuzkoa), refirió a Barriola la receta siguiente: "Se cortan en trocitos tres especies distintas de hierbas, escogidas en el campo por él mismo y cuyos nombres no conoce, o no quiere que nosotros conozcamos. Las hierbas bien cortadas se mezclan con gran cantidad de ajos; se machacan bien y se prensan en un torno para exprimir el jugo que debe recogerse. Se añaden a esta grasa de gallina y manteca de cerdo, aceite y resina líquida. Se coloca todo en una caldera, a fuego lento, y se agita sin interrupción durante dos horas hasta que adquiere una consistencia siruposa." Otras recetas conocidas por el mismo doctor, como corrientes entre los pescadores donostiarras, fue: "Se pone media libra de aceite con diez cabezas de ajo, que se retiran al entrar el aceite en ebullición; se añade a este seis onzas de cera virgen que se funden con él y unos polvos de minio. El ungüento negro resultante se conserva en latas."

Según Azkue, para curar las cortaduras –*ebagiak* o *ebakiak*–, en Zeanuri (Bizkaia), usaban celidonia mayor –*zarandona-bedarra*–, "para curar las cortaduras o para que agarren los emplastos". Y en Errezil (Gipuzkoa), "para curar la herida que se produce por una astilla o por argoma se le pone encima piel de culebra untada de aceite".

En cuanto a los hematomas o moratones, según Erkoreka, estos se han conocido, en la región vizcaína de Bermeo, como *baltxunie* u *odol batun*, puntualizando que el primero de los términos "se puede traducir libremente por moratón, ya que ambos utilizan la misma construcción: morado el castellano y negro el euskera", mientras en lo que respecta al segundo "quiere decir acúmulo o colección de sangre, lo que indica exactamente la naturaleza del cuadro". Como método curativo expresa el consistente "en frotar la zona afectada con un algodón *(kotoie)* empapado con vino, aceite y azúcar que previamente se han batido". Idéntico procedimiento empleaban para combatir inflamaciones, aunque en este caso la fórmula ideal consistía "en cocer agua con sal *(urgatxetan)* y bañar la región lesionada aplicando vigorosos masajes".

Los panadizos

De esta dolencia, frecuentemente manifestada en forma de abceso en las extremidades de los dedos, generalmente ocasionada por un pinchazo, Azkue recogió a lo largo y ancho de Euskal Herria, aunque existen algunas más, las siguientes denominaciones eusquéricas: *azaldorr, edaraki, erberalei, erpuruko, ertul, itzemin, minxuri, opil, txistoki, zingirio, zoldua, zolitua, zorne, zornatua, zolditua* y *zoltzain,* voz esta última referida al panadizo que todavía no está maduro. De todas ellas parece ser que la más corriente fue *txistoki,* que da como originaria de muchos pueblos de Gipuzkoa.

Método curativo del panadizo, que el citado estudioso recogió en algunas poblaciones vizcaínas, fue el pincharlo. En Murelaga lo hacían con espino de San Juan, pero en Zeanuri servía cualquier espina del árbol espino, mientras esta no fuese negra. En esta misma localidad, además consideraban conveniente untar el punto afectado con cebolla caliente y ablandada, así como pan caliente mojado en leche. En otros puntos de Bizkaia escuchó decir que: "El panadizo se quita quemando bajo ceniza cebolla con un poco de aceite."

Método compartido, tanto por vizcaínos como por bajonavarros, fue el de sumergir el dedo enfermo en agua muy caliente, pero siempre en número impar de veces. En la zona de Saraitzu, por su parte, curaban el panadizo poniendo "en el dedo enfermo hiel de cerdo algo templada".

En la Nafarroa peninsular se echó mano de diversos emplastos. De Larraun, por ejemplo, dice que esta afección se curaba con "un emplasto duro, el cual se compone de vino, aceite, manteca, linaza, ajo, cebolla y además meollo de cuajo". El mismo Azkue cita también que, en la población mentada, el panadizo se conocía como *elismin*. Otro método navarro, en parte empírico, en parte animista, fue: "Para curar el panadizo se ponen sobre él tres hojas de laurel y lo santiguan con el laurel mismo: una vez de arriba a abajo, de izquierda a derecha, de derecha a izquierda, de abajo a arriba. El paciente debe rezar el Credo. Esto se hace tres veces: a la mañana, al anochecer y a la mañana siguiente. El curandero suele rezar algo en un aliento o sin perderlo". Más sencillo es el método que aprendió en Olaeta (Araba), donde el emplasto, usado en tales curaciones, se componía tan solo de ajos y raíces de lirio blanco –*lirio zurien*–.

Ya por último, nos haremos eco de una fórmula que le fue comunicada al Padre Donostia, en Lekarotz, Baztan (Nafarroa), donde al panadizo se le denomina *inguruko mine*, y de la que se le afirmó como de óptimos resultados probados en 1917. Es como sigue: "Se echa agua en un puchero. Esta agua se vierte en una vasija. Dentro de esta se pone boca abajo el puchero y encima de este un peine; encima, dos ramas de laurel en forma de cruz, y encima de esto unas tijeras abiertas, en forma de cruz; y sobre ello la parte dañada. Si la enfermedad es de las denominadas *urak eta suak artua*, toda el agua entra dentro del puchero que, como hemos dicho, está boca abajo, y queda recogida en él."

Quemaduras

De algunas terapias contra las quemaduras se hace eco Erkoreka, principiando por señalar que en Bermeo estas son denominadas *erre* o *erretie*. Añade que para evitar la formación de ampollas han solido aplicarse sobre ellas aceite, sal, bicarbonato "e incluso algunos colocan rajas de patata sobre la región afectada". Le informaron también de que en un caserío de Alboniga, cuando nevaba rellenaban con dicha nieve una botella. El agua que se obtenía de la posterior licuación de la nieve era usada durante el resto del año contra las quemaduras. Sobre el mismo particular, una de sus pacientes de Laukiniz, le manifestó la creencia de que las quemaduras se manifiestan, o emergen de la piel, nueve días después de producidas, y que ella misma lo había podido experimentar pues "se había aplicado arena excesivamente caliente en el muslo para combatir los dolores que padecía en ese lugar" y "las ampollas le brotaron precisamente al cumplirse el noveno día".

XII
GESTACIÓN, PARTO Y PRIMERA INFANCIA

La gestación

En la sociedad tradicional vasca el embarazo se llevó con notable discreción, especialmente en los primeros meses del mismo. No estaba bien visto que la mujer expresase en público sentimientos relativos a él. Primero, porque la gestación era consecuencia obvia del acto sexual, de tan mala prensa, al menos aparentemente, entre los campesinos euskaldunes. Segundo, porque evitando hablar del tema o haciéndolo objeto de tabú, se le preservaba de imaginarios males al feto. Así, pues, la embarazada trabajaba normalmente en casa y en el campo, atendía a sus otros hijos, si los había, y hasta muy última hora mantenía esa actitud. Algunas realizaban sus labores hasta el instante mismo del alumbramiento, y las reanudaban inmediatamente después de concluido este.

En *El cuerpo en la mentalidad vasca*, nos referíamos a la esterilidad y a lo que de negativo ello supuso para las familias del ámbito rural. Aludíamos entonces a los métodos de tipo animista y religioso que se pusieron en práctica para conseguir descendencia, como visitas a determinados santuarios, ermitas o fuentes. Hablaremos ahora de algunos de carácter empírico, si bien escasos, ya que no era este, como decimos, un tema del que antaño se hablase tranquilamente. Precisamente por esto, las recetas para facilitar la concepción, o al menos las que se conocen, proceden casi siempre de antiguos tratados de medicina. José María Satrústegi recoge varias en su *Medicina popular vasca y ginecología*, contenidas en un manuscrito de Domingo Ruiz de Luzuriaga, beneficiado de Gereñu (Araba), titulado *Recetas de medicina espiritual y corporal*, con fecha de 1785. Dentro de él hay un *Recetario de medicina y cirugía*, en el que a la hora de referirse a las mujeres de cintura estrecha o larga, tenidas por el pensamiento popular como poco fecundas, así como a las estériles, da como óptima una singular fórmula para remediar el problema. Consiste en beberse en ayunas una cucharada de zumo de salvia con un poco de sal, durante nueve días consecutivos. La segunda noche "asar un huevo fresco que esté blando, y deshacerlo con el peso de un timin de aluzema molida, y revuelto todo en él como si fuera sal cuando se vaya a dormir tomarlo, y luego beber un poco de simiente de zanahoria con vino bueno". Durante las nueve noches mentadas, recomienda que la mujer no mantenga relaciones sexuales, así como evitar el tratamiento en "mujeres de temperamento caliente", y abstenerse e ingerir chocolate mientras dura el régimen.

En el citado artículo de Satrústegi queda reflejada otra curiosa cita, en esta ocasión tomada de *Medicina y Cirugía*, de Vidós, obra de 1719, en la que, refiriéndose a la concepción, se dice: "Después de aver executado las universales evaguaciones assi el Marido, como la Muger, después de aver hecho un sueño, tomarán emtrambos un buen vaso de leche de Cabras cada uno, y tomado, bolverán a dormir, y en despertándose, *execuant opus suun*." Otro remedio, incluido en el mismo tratado, era: "El cuajo de liebre deshacerlo en agua caliente y darlo a beber a la muger y si le vienen dolores sera apta para hacerse preñada, y sino no, no podrá ser."

Motivo de cábalas y elucubraciones de toda índole ha sido influir o predecir el futuro sexo del feto. Ciertas prácticas supersticiosas estuvieron encaminadas, a priori, a influir en la conformación del mismo. Así, como observase también Satrústegi en Mezkiritz (Nafarroa), se creía allí que el coito nocturno era propenso a dar hijos varones, mientras que el matinal era más abundante en hembras. Así mismo, estuvo muy extendida la creencia, de que, tanto las personas, como los animales, estaban tan influidos por la luna que esta decidía el sexo de los futuros vástagos. Por ello, el acto sexual en cuarto menguante propendía a dar varones, mientras que el de cuarto creciente era tenido por pródigo en hembras.

Mucho más variadas han sido las previsiones encaminadas a averiguar el sexo del feto, una vez que se conocía el estado de embarazo de la madre. Algunas se mantienen vigentes hoy día, si bien son muy contradictorias. Lo es especialmente el pronóstico que se aventura observando el rostro de la embarazada. Suele decirse que las niñas, durante la gestación, estropean visiblemente el rostro de la madre por el contrario de los niños.

Sin embargo, hay quien ha opinado justamente lo contrario. Del asunto se hace eco Satrústegi, al indicar que en Urdiain se consideraba que las niñas afectaban más a la embarazada, pero, también en la navarra Mezkiriz, consideraban por contra que eran los niños quienes más afeaban el cutis de las madres.

Método a su vez muy popular en este tipo de predicciones, fue el de arrojar determinados objetos al fuego. De ello se ocupó Azkue, quien observó que en Larraun (Nafarroa), lo arrojado a las brasas fue una raspa de sardina. Se decía que "si da vueltas, será hijo; si no vuelve, hija" –*"izultzen bada semea izango da; izultzen ezpada, alaba"*–. Mientras que en Barkoxe (Zuberoa), en idéntica circunstancia, lo dicho fue: *"Yauzten bada, semea; erorten bada, alaba"* –"Si salta, será hijo, si cae hija"–. Este método se observó también en otros lugares, como las navarras y baztanesas Lekaroz e lrurita, localidad esta segunda en la que, según el Padre Donostia, "no hay que quitar o tocar la espina con la boca, sino con la mano". En otros puntos de Nafarroa Beherea, dice Azkue que en la prueba se usaron hojas de boj en vez de la espina, "y si sube, será muchacha quien haya de nacer; si queda quieta, será muchacho". Añade que se hacía lo mismo con el ganado vacuno.

El mismo estudioso se ocupó de recoger otras creencias en idéntico sentido de previsión del futuro sexo de un individuo, relacionadas con algunas actitudes de la madre. Así, en Larraun (Nafarroa), consideraban que si las embarazadas "al subir la escalera echan primero la pierna derecha, producirán hijo; si la pierna adelantada es la izquierda, hija". En otros lugares, como en las vizcaínas Muxika y Elorrio, bastaba tan solo con fijarse en las piernas de la preñada, cuando esta iba a caminar. Según ello, en la primera de las localidades mentadas se pensaba: "Si el niño que ha de nacer es hijo, la madre, al andar, tiene sensaciones en la parte derecha; al revés, si ha de ser niña." La prueba se consideraba válida en la segunda población citada, a partir del quinto mes. Por su parte, en la zuberotarra Barkoxe, lo aprendido fue que si "la criatura que ha de nacer es niño, la madre suele tener más gruesa y extensa la parte derecha arriba; si es niña, más baja y puntiaguda".

Gran popularidad alcanzó, igualmente, el método del pan. Consistía, sencillamente, en ingerir la embarazada el extremo o currusco de un pan, en la creencia de que así su futuro hijo sería varón. A este currusco se le ha conocido en euskera como *ogikutxur, ogi-mustur* y *ogi-koxko*, según el *Diccionario* de Azkue. Dicho autor añade que en Donazaharre (Nafarroa Beherea), a la embarazada que se le guardaba el currusco, solía decírsele: *"Yan zazu bori, semea egin dezazu"* –"Comed eso para que deis a luz un hijo"–. Lo dicho en Baztan (Nafarroa), acostumbraba a ser: *"Yan zan ogi kozkorra seme bat iteko"* –"Come currusco de pan para producir un hijo"–. Mientras que en poblaciones guipuzcoanas y vizcaínas, la frase de rigor fue: *"Semea egin dagizun"* –"Para que des a luz un hijo"–.

Uno de los temores observados más corrientemente entre las embarazadas fue el de no poder satisfacer los antojos propios de su estado, en la creencia de que después le nacería el hijo con el objeto dibujado en su piel. De ese temor ha nacido la universal práctica de permitirles a las gestantes ciertas cosas que en circunstancias normales les estarían vedadas. Pero si lo apetecido no estaba a su alcance, debía ser ella quien debía esforzarse en desapetecer sus propios caprichos, para evitarle perjuicios al feto. Volviendo al artículo de Satrústegi, nos encontrarnos con otro remedio para evitar los antojos, extraído del también mentado manuscrito de Luzuriaga. Dice el mismo: "El zumo de los pámpanos, / la cidra bebida, / o el agua donde hubiere estado un tejo de oro. / Son buenos remedios."

El alumbramiento

Si, como decíamos, popularmente se creyó que la luna influía en el sexo del feto, igualmente se consideró que esta propiciaba el momento del parto. En Bermeo (Bizkaia), dice Erkoreka que los varones nacían preferentemente coincidiendo con la luna llena, cuando hay mareas vivas –*urbisijjetan*–. Añade que solía tenerse encendida una vela bendecida en otro lugar de la casa donde se producía el alumbramiento y se rezaba a San Ramón Nonato. En Araba, al decir de distintos estudiosos, se tiene por patrona de las parturientas a la Virgen de Angosto, y como abogado a San Fausto. Por su parte, las mujeres navarras en trance de parir, invocaban a Nuestra Señora de la Cinta o a Santa Librada.

Se tuvieron como convenientes para los nacimientos ciertos días, mientras otros eran considerados como muy perjudiciales. Le dijeron a Azkue en

Dima (Bizkaia), que los peores eran los martes y los viernes, "por ser días de martirio". Tampoco tenían por bueno el miércoles en Barkoxe (Zuberoa), ya que se decía que los niños nacidos en ese día serían infortunados. Más funesto se tuvo, sobre todo, al Viernes Santo, pues como le informaron a Erkoreka en la región bermeana, fue creencia de que en su mayoría los niños nacían muertos ese día.

Frecuentemente, se ha dado la circunstancia de que por los motivos más diversos haya sido necesario retrasar o acelerar el momento del parto. Para tales ocasiones ofrece otra receta el manuscrito de Luzuriaga, del que igualmente se hace eco Satrústegi en el artículo que venimos referenciando. Se dice en dicho texto: "La piedra de la águila atada al brazo izquierdo de la mujer retiene la criatura, y atada en el muslo por la parte de adentro algo floxa acelera el parto. / Y adviértase que conviene mucho en saliendo la criatura quitarla luego al punto, porque sacará también la madre y se morirá la muger. / Es apta *ad generacionem*."

En el citado cuaderno se habla también de un ungüento muy apropiado para las parturientas. La fórmula es esta: "El único aceyte que se hace y se llama de paridas es de esta manera: tomar el aceyte de los granos de iguerilla del inferno, vino blanco y zumo de magüey, dos onzas de cada cosa, y cueza-se a fuego manso hasta que se consume el vino, y consumido menearlo alrededor con pimienta de la larga, media onza de ello, y todo incorporado es único ungüento para las paridas, porque las reserba del pasmo y las quita todo el dolor que hayan recibido del frio de vientre y caderas, y untado con el espinazo quita el pasmo." Otras indicaciones del mismo manuscrito, citado por Satrústegui, son referidas al parto. Son las siguientes: "Para ayudarle, cocimiento de salvia bebido, / o recibir el vapor de la artemisa, / o beber cocimiento de manzanilla y recibir su vao, / o la piedra de la águila atada floxa al muslo izquierdo, y la atadura sea de modo que luego se pueda quitar, porque no atraiga la madre, / o la raíz de veleño atada de la misma manera y hacer la misma diligencia, / o beba la leche de otra muger si la criatura está atrabesada y no puede salir, / ojas de perejil mojadas y puestas en boca de la madre, si está viva saldrá luego, / o beba la madre peso de dos dragmas de vetonica con agua, miel, / o un manojo de perejil borde atado a uno de los muslos de la madre o muger / o la raid de lirio mondada y mojada con la miel virgen y metida en la boca de la madre."

En cuanto al parto, tradicionalmente las mujeres lo llevaron a cabo en sus casas, pero, como dice Satrústegui, tampoco "era infrecuente que el advenimiento tuviera lugar en el campo, o sobre la carreta de vacas, sin tiempo para llegar a casa", tal como le informaron las propias afectadas, algunas de las cuales iban provistas de pañales por si en plena faena agrícola se les presentaba el acontecimiento. Las mujeres de la zona estudiada por el citado autor era la Burunda (Nafarroa). De allí es, igualmente, la costumbre que cita, consistente en provocarse el parto, con el procedimiento de "realizar en una misma jornada, tres labores o trabajos fuertes del caserío vasco: la hornada, la colada y acarrear del monte una carretada de hoja".

Según algunos estudiosos, antaño fue costumbre parir en unas sillas, concebidas para este menester. Se conserva una, procedente de un caserío de Itsasondo (Gipuzkoa) –y que ha suscitado vivas polémicas sobre su verdadera finalidad–, en el donostiarra Museo de San Telmo. Al parecer fue conocido este tipo de mueble antaño en Centroeuropa, tal como cita Telesforo de Aranzadi, refiriéndose a Alemania.

La particularidad de esta silla es que presenta un asiento triangular, conseguido mediante un peculiar diseño. Es muy probable que ella derivase directamente del modo clásico de parir, consistente en sentarse la parturienta sobre las rodillas de otra persona, por lo general su marido o un hermano, costumbre ampliamente observada, igualmente, en otras latitudes peninsulares.

Tradicionalmente el parto casero era llevado por una partera, frecuentemente sin más conocimientos médicos que los aprendidos a lo largo de su vida. Contra esto lucharía denodadamente, en sus comienzos, e incluso muy modernamente, la clase médica oficial, pues lo consideraba causante de muchas infecciones, debido, sobre todo, al uso manifiesto de "técnicas" basadas en la superstición, entre lo que destacó la falta de higiene. A este respecto, cabe añadir que fue costumbre normal no cambiar las ropas de la cama de la recién parida, pues se tenía por muy benéfica su propia suciedad. También fue costumbre, al menos en zonas de Bizkaia, que la parturienta mordiese una cebolla o un puerro mientras durase el parto, pues así se aliviaban los dolores propios del trance.

Mucho se ha especulado, también, sobre la posibilidad de que se diese entre los vascos arcaicos la costumbre conocida en otros pueblos del Norte peninsular como la "covada". Consistía dicha práctica, esencialmente, en que la madre abandonaba el lecho y le cedía el puesto a su marido, que así recibía las visitas. Diversos estudiosos se han ocupado de la cuestión, que todavía hoy no ha sido, ni mucho menos, resuelta. La confusión procede de una cita de Estrabón, quien observa el uso de esta costumbre entre los Cántabros, identificados por algunos estudiosos como Vascones. Otros, en cambio, como Aranzadi o Baroja, han intentado demostrar la probable equivocación. Al decir de Aranzadi, la voz "covada" es de origen leonés, donde se han hallado vestigios de su práctica, concretamente entre los maragatos. También debió darse en el valle del Pas (Cantabria) y Pozas (Burgos). Igualmente, se han detectado indicios de su práctica en Irlanda.

Terminado el parto era menester deshacerse de la placenta, tarea de la que solía ocuparse el marido de la parturienta. Lo más frecuente es que la enterrase profundamente en algún lugar próximo a la casa, pues era creencia que si la ingería un perro, este adquiriría irremisiblemente la rabia. Pero en ocasiones no resultaba fácil la expulsión de las parias, por lo que se pusieron en práctica diversos métodos para arrancarlas, casi todos ellos secretos. Sin embargo, el manuscrito de Ruiz de Luzuriaga, referenciado por Satrústegi, como decimos, da algunos consejos prácticos. Son ellos: "Para echarlas recibir por abajo el vapor del culantrillo, / o recibir el vapor de cocimiento de malbavisco, / o recibir el saumerio de cocimiento de hojas verdes, / –Beber leche de otra mujer mezclada con aceyte, / –Azabache molido y bebido con vino, / –Recibir el vao de plumas de gallina, y después de haber parido beba simiente de llantén con vino, y la confortará todo el trabaxo que hubiere tenido en el parto."

En cuanto a la dieta a que se sometía a la puerpera, esta consistía en caldo de gallina, exclusivamente, los primeros días, pues se decía que la comida sólida provocaba fiebre. Solo pasado un tiempo considerado prudencial, le era permitido ingerir un poco de carne con la que se había hecho el caldo. Tampoco le era permitido salir de casa durante cuarenta días, fecha tras la cual acudía a la iglesia a presentar a la criatura y recibir del sacerdote la bendición *post partum*. Pero si por cualquier circunstancia había de abandonar la vivienda mientras duraba la cuarentena, debía hacerlo bajo el alero del tejado, o llevando una simbólica teja sobre la cabeza, con la cual el poder protector de la vivienda no le abandonaría.

Abortos

Frecuentes fueron los abortos, en el medio rural, unas veces involuntarios, provocados otras, supuesto este segundo que se mantenía en el mayor de los secretos, y hecho que convierte en bastante desconocidas las prácticas y creencias que en torno al mismo de seguro se dieron. Más conocido es, no obstante, el caso de los no bautizados, a los que se enterraba bajo el goteral de la propia vivienda, en la huerta o al pie un árbol, que en algunos lugares se señaló con una discreta cruz en la corteza del tronco. Según Erkoreka, en zonas costeras el feto muerto ha solido arrojarse al mar. Cabe suponer que, pese a todo, se procuraría bautizar al recién nacido, para poder enterrarlo solemnemente en la tierra bendecida del cementerio.

En el artículo de Satrústegi del que venimos ofreciendo referencias en este capítulo, aparece otra transcripción del manuscrito de Ruiz de Luzuriaga, el denominado "Criatura muerta en el vientre de su madre". En él se ofrecen, para expulsar el feto, las siguientes recetas: "Pimienta comida. / –Raíz de zanahoria aplicada a la boca de la madre / –estiércol bebido con cosa aromática / –hojas de henebro cocidas con agua y miel, y beber de este cocimiento tibio. / –beber leche de otra muger mezclada con aceyte. / –leche de perra mezclada con vino. / –beber zumo de artemisa, cantidad de un huebo. / –azabache molido y bebido con vino. / –hiel de toro mezclada con almendras y bebido con vino. / –beber cocimiento de sardina. / –altramuzes cocidos con ruda y bebido con polenta, y poner debajo un saumerio de miel y aceyte para arrancar la criatura muerta en el vientre de su madre. / Dictamo quemado tiene tal potencial que arranca del cuerpo la criatura muerta…"

El mismo asunto es tratado por el mentado Satrústegi en otro de sus trabajos, en este caso en *Comportamiento sexual de los vascos*. En él toca la peliaguda cuestión del aborto voluntario, pero también el provocado o clandestino. Su estudio en gran parte está basado en informaciones de primera mano –no olvidemos que fue sacerdote y confesor–, todas ellas de gran interés sociológico. Nosotros nos fijaremos ahora en algunos métodos abortivos que da como de empleo más general. Cabe destacarse el uso de infusiones de ortigas y de perejil, este segundo administrado en ocasiones por conducto genital. También se hace eco de otro método, tan peligroso como los anteriores, consistente en tomar duchas de agua fría durante nueve días, para concluir ingiriendo una pócima a base de anís y polvo de azafrán.

La lactancia

Diversos han sido los métodos practicados por la sabiduría popular vasca, tanto para procurar a los lactantes abundante leche materna, como para que esta se retirase cuando no se necesitaba. También se ocupa del tema Satrústegi en su *Medicina popular vasca y ginecología*, donde se hace eco de otro recetario de Ruiz de Luzuriaga, en este caso para "acrecentarla". Dice el manuscrito: "–las uñas delanteras de las vacas molidas y dadas a beber la hace venir en abundancia, y más, comiendo con ellas del trébol sus hojas secas hechas polvo bebido con vino. / –el cocimiento de las berdes bebido hace llenar a la muger que cría, y hace fuerte y robusta a la criatura. / –también hojas de aneldo, secas, su semilla y su cocimiento acrecentó la leche, resuelbe bentosidades y ataxa los retorcijones del vientre, restriñe las cámaras, resuelbe la causa del hipo y hace orinar, y es excelente para el mal de madre sentándose sobre su cocimiento, untando los miembros con su aceyte los da vigor y los hace tratables. / –Para hacer venir en mucha abundancia la leche toma hojas verdes de inojo y bertirlas en vino o agua, y beba mucha abundancia. También es muy bueno para hacer bajar la menstruación."

Procedimientos muy populares para procurarle leche a la madre, y recogidos por Azkue, fueron el de ingerir bacalao frito, en Nafarroa, o caldo de bacalao, en Arratia (Bizkaia). Observó, en cambio, en Haltsu (Lapurdi) y Barkoxe (Zuberoa), que con el mismo propósito se tomaba caldo de gallina. También en Arroa (Gipuzkoa), pero sin perejil, pues se ha considerado siempre que esta planta seca el pecho.

El mismo autor se hace eco de otras costumbres puestas en práctica para lograr el efecto contrario. Así, en Nafarroa fue costumbre tomar agua de raíces de perejil para que se retirase la leche materna. En Barkoxe se purgaba a la interesada. En Arratia se le aplicaban a la espalda hojas de berza caliente. En Arroa la madre se metía perejil en los zapatos. Otro método generalizado, fue poner "hojas de berza en manteca no salada; sobre ellas perejil bien cortado, y sobre los pechos, dos hojas de berza, para que se detenga la leche". Método, por otro lado, tendente a evitar el endurecimcinto de los pechos, y que recoge el doctor Barriola en *La Medicina popular en el País Vasco*, fue "colocar sobre el seno envueltos en un pañuelo blanco ajo y sal bien triturados, o frotar los pechos con manteca de gallina, sin sal".

Sin embargo, más frecuente fue vaciarlos, sencillamente, mamándolos. Para ello se recurría a otros niños del vecindario, si los había en ese momento, y si no al auxilio de personas adultas que lo hicieran voluntariamente. También existieron mamadores profesionales, a los que se les conoció popularmente como "mamones". De ellos habla Satrústegi, refiriéndose a la zona navarra de la Barranca, al decir: "Había personas del sexo masculino que se dedicaban a estos menesteres pero, como estaban mal vistos, se recurría a ellos en último extremo. Entraba ya la picaresca", comentó el encuestador al referirse a este punto. "Cuanto más joven fuera la madre, mejor". Sin embargo, quien esto describe ha podido constatar, por informantes de toda credibilidad, la existencia de un "mamón" masculino, digamos oficial, en la zona guipuzcoana de Tolosa, hasta mediada la pasada centuria. Decían que se trataba de un individuo de cara sin barba y aspecto un tanto extraño, posiblemente eunuco de nacimiento o, tal vez, hermafrodita.

Otro método para vaciar los pechos de la leche sobrante consistía en hacer mamar de ellos a algún cachorro de perro. Al parecer, la costumbre estuvo muy extendida en todo el ámbito vasco. En algunos lugares posteriormente el animal era sacrificado, pues se creyó que con aquella acción los perrillos contraían la rabia.

Primeros cuidados del recién nacido

Una de las primeras manipulaciones realizadas en el bebé que acababa de venir al mundo, consistía en cortarle el trozo de cordón umbilical que le había separado de la madre. Secado convenientemente y guardado, posteriormente formaría parte de los amuletos que, durante su infancia, preservarían al pequeño del mal de ojo o *begizko*. A tales *kutunak* o amuletos nos referíamos también, más ampliamente, en *El Cuerpo en la mentalidad popular vasca*.

En la Burunda, como cuenta Satrústegi, pero también en otros lugares de Euskal Herria, al recién nacido, después de lavarlo un poco con agua, así como a su madre, se le envolvía la cabecita fuertemente. Decían en Urdiain que de ese modo se le evitaban malformaciones, aunque otros opinaban que era para que adquiriese buena forma –*borobiltzeko*–. En el artículo *Medicina popular y primera infancia*, el mentado Satrústegi transcribe un texto de Luciano Lapuente, donde refiriéndose a una encuesta realizada en Amezkoa (Nafarroa), se dice: "Al recién nacido le vendaban la cabeza, le cruzaban los brazos sobre el pecho, sujetándolos con un pañuelo; le estiraban la nariz. Si era niña, le tiraban de las 'tetinas' para que tuviera leche cuando le hiciera falta. Decían que a los niños no se les puede besar antes de ser bautizados". Esta última costumbre ha estado muy extendida, incluso bien modernamente, basándose desde un punto de vista popular y cristiano, en que en la criatura se albergaba el demonio, el cual no es expulsado del cuerpecito hasta recibir las aguas bautismales. Sobre ello, dice también Satrústegi que en Urdiain "llamaban *diabrutxo*, diablillo, al recién nacido antes de que recibiera las aguas sacramentales, y lo besaban únicamente como remedio contra el dolor de muelas".

Tampoco tenían por conveniente en Bizkaia besar al recién nacido, por lo menos en Bermeo, tal como dice el doctor Erkoreka. Comenta, además, otros usos que estuvieron en vigor, en lo que a la manipulación del neonato se refiere. Como, por ejemplo, la costumbre de dejar sin cortar un rato el cordón umbilical, para que el pequeño absorbiese sangre de la madre, asunto sobre el que el autor que ahora nos ocupa ha escrito: "Sobre la sangre, en cierta ocasión he oído contar aunque sin poderlo confirmar posteriormente, que nada más cortarle el cordón se dejaba caer una pequeña cantidad de sangre sobre el dorso de la mano y el antebrazo del niño. Inmediatamente la que atendía el parto extendía con sus dedos esta sangre por la citada region anatómica del neonato." A continuación lo cogía alguna mujer de las que habían asistido al parto y, tras lavarlo y vestirlo, y colocado un amuleto en la faja, lo dejaba en la cuna en un lugar oscuro, cuidado este último que se observaba durante dos o tres días, en la creencia de que la luz dañaba al bebé.

En cuanto a las deformaciones que debido a la dificultad del parto, en ocasiones, solían presentarse en la anatomía del recién nacido, el mismo estudioso, refiriéndose a la cabeza, dice que si esta presentaba alguna anomalía, "nada más nazca aprovechando que estaba muy blanda, se intentaba modelarla. Para ello, según E. Z. —se trata de otra de sus informantes—, cubría la cabeza con un paño humedecido con *kañe* con el fin de ablandarla más y a continuación presionaban con las manos sobre la zona más sobresaliente, en la región de la coronilla, intentando reducir en lo posible el diámetro antero-posterior de la cabeza". Si la cabeza aparecía algo caída se le enderezaba "con la colocación de un pañuelo almidonado alrededor de la nuca cuyos dos extremos se cruzaban sobre el pecho y se introducía bajo la faja". Y para que no se produjeran malformaciones en la columna vertebral, "también enrollaban a la criatura una gruesa tela, a modo de fajín de metro y medio de largo que recibía el nombre de *gerrikue* y que también sostenía la gasa o tejido especial denominado *oijjela* que absorbía la orina del niño. Esta faja se mantenía hasta los seis meses, sustituyéndola desde esa edad durante el día por el faldón. A partir del año, aproximadamente, ya no se utilizaba". Y, por último, refiriéndose a la colocación de los pendientes a las niñas, dice que "antes se les colocaba una patata por un lado del lóbulo y por el otro se introducía una aguja con hilo enhebrado, que iba a clavarse en la patata tras haber atravesado el lóbulo. El hilo se dejaba dentro hasta formarse el agujero, debiendo la madre, todas las mañanas, humedecerlo con su saliva de ayunas *(barausko txistue)* y movilizarlo. Posteriormente se les colocaba unos pendientes, en media luna, que llevaban durante toda su infancia, *arrakalak*".

Algunas dolencias del bebé

Una de las afecciones que más frecuentemente se les han presentado a los lactantes han solido ser las escoceduras. Contra ellas se usó en la Burunda (Nafarroa), como cuenta Satrústegi, polvo de madera apolillado –*pipijan*–, antes de conocerse el talco. En Altsasu, en cambio, se usó el polvo resultante de estrujar entre las manos orégano tostado.

Además se conocía otro método, consistente en untar en las llagas clara de huevo batida en agua, o aceite batido igualmente en agua.

Contra el estreñimiento, según el mismo autor, tenían por conveniente, en la zona mentada, introducir al lactante por el ano un tallo de berza untado en aceite, o perejil igualmente impregnado del mismo líquido. Este segundo procedimiento también lo observó Erkoreka en Bermeo. Además fue general la costumbre de dar leche materna de una mujer que estuviere amamantando a un niño, a una niña, o la que criaba a una niña a un niño, para procurarle efectos laxantes. Recordemos que dicha leche materna, como quedó dicho en anteriores páginas, servía para curar, tanto afecciones de los ojos como de los oídos.

En cuanto al tema de la primera dentición, será otra vez Satrústegi quien nos informe de otra costumbre de la Burunda. En este caso la observada en las madres de aquella zona, consistente en frotar las encías del pequeño con un dedal o con un azucarillo. Con ello se pretendía que no resbalase la lengua, cuando se presentaba la inflamación que suele acompañar la salida de los primeros dientes. Por su parte, Erkoreka recogió en la región bermeana otra tradicional manera de combatir estas molestias del bebé. Allí fue típico comprarle al niño un hueso que se vendía con una campanilla y se colocaba al cuello con una cinta. También se buscó un recurso más humilde, pero de idéntico resultado, en los huesos de pollo. Todo ello antes de conocerse los chupetes.

Digamos, por último, que para buscar soluciones al retraso manifestado por algunos niños cuando empezaban a hablar por vez primera, aparte de cortarles el frenillo, en algunos lugares fue práctica generalizada acudir a distintos santuarios de advocaciones diversas. Cuenta igualmente Satrústegi, que los navarros de Luzaide eran llevados a Orreaga para que les leyesen los evangelios y los guipuzcoanos de Oñati a la ermita de la Magdalena, donde bebían agua de un cencerro que allí había. Además, en algunos lugares se le daba a beber agua bendita traída de tres iglesias distintas, caso de Etxarri Aranaz, o pan bendito, del mismo modo procedente de tres templos diferente como sucedía, por ejemplo, en la también navarra Mezkiriz.

XIII

PLANTAS MEDICINALES

La naturaleza: la gran farmacia del hombre

Fue Paracelso, el famoso médico, alquimista, naturalista y filósofo alemán (1493-1541), quien dijo: "Nuestros prados y montes son nuestra farmacia". Ya por esa época comenzaban a publicarse los primeros tratados y láminas, en los que se exponían, desde un punto de vista científico, las propiedades médicas de las plantas y vegetales, que después serían la base ortodoxa de la ciencia de la farmacopea. No olvidemos que la mayoría de los medicamentos de nuestros días se elaboran a partir de muy variadas plantas, aunque previamente experimentadas en laboratorios.

Pero mucho antes de la Edad Media, en realidad desde los albores del género humano, es conocido el uso que del mundo vegetal ha hecho el hombre en provecho de su salud. Sabemos de su empleo en la prehistoria, que los médicos griegos, romanos y egipcios lo incluyeron en sus terapias, y que también en la cultura de los pueblos germánicos alcanzaron gran estima las herbolarías. Eran estas mujeres las encargadas de ejercer una medicina que se sustentaba fundamentalmente en la intervención de determinadas plantas o sustancias vegetales, cuyo secreto y efecto, en todo tipo de procesos curativos, solo ellos conocían.

De la figura de la herbolaria, precisamente, arranca toda la historia de una ciencia que en nuestros días conocemos como fitoterapia. Pero sucedió que tan enigmática figura, a caballo entre una incipiente clase médica y una tradicional forma de magia blanca o suave, comenzó a ser tildada de bruja, en el sentido renacentista del término, o lo que es lo mismo, acusada por el cristianismo oficial de toda suerte de desatinos, entre los que el principal de ellos era haber renegado del cristianismo para abrazar un supuesto culto universal al diablo. Luego vinieron las persecuciones, tormentos y matanzas, tema, por otra parte, bastante conocido, con lo que la desaparición de la herbolaria, al menos la de tipo clásico, fue prácticamente total. Tan solo sobrevivieron algunas entendidas en el asunto, pero debieron ejercer a la sombra de la ciencia oficial, cuando no en la clandestinidad más absoluta.

Lo mismo le sucedió a la herbolaria vasca de la antigüedad, por otra parte bastante similar básicamente, por ser pariente cultural, de la germánica y de similares personajes producto de otras tantas culturas europeas de influjo común. De poseer gran consideración hasta las postrimerías de la Edad Media, e incluso en épocas posteriores, con el Renacimiento acaba frecuentemente en la hoguera, tildada de ofrecerle culto al demonio y de practicar sobre los humanos el mal en sus más variadas formas. El origen de la persecución no estuvo exactamente en el asunto de las plantas, de las que ellas eran grandes conocedoras, pero sí jugaron un papel de importancia a los ojos de la credulidad, tanto popular, como de jueces y gente de Iglesia. Porque aunque con las hierbas se conseguían curaciones muy loables, igualmente era posible influir de muy diversas maneras en la conducta de las personas, mediante filtros, pócimas y otros preparados, supuestos y reales. Incluso se pensaba que mediante ungüentos y pócimas, de fuerte componente vegetal, ellas mismas eran capaces de transformarse a conveniencia para adquirir superioridad sobre sus semejantes. Estamos ante el uso de solanáceas y otros tóxicos vegetales, de efectos alucinógenos y transformadores no siempre controlables, y ante la aparición de un fenómeno de hondas repercusiones históricas.

Son muy parecidos en toda Europa los efectos obtenidos por las brujas mediante el uso de la química vegetal. Coinciden las descripciones de vuelos, cabalgaduras nocturnas y aberraciones sexuales. En la mayoría de los casos aparecen como componentes de los preparados, potentes tragos al estilo de la aconitina, la belladona, el beleño, el estramonio, la mandrágora, el cáñamo y el digital. Más tarde, a finales del período renacentista, volverá a sentirse la presencia de ciertas hierbas en la proliferación de venenos que, secretamente o con mediana discreción, circularon por las cortes europeas, sobre todo en la península itálica, donde alcanzaron muy triste fama, por su uso no ya médico con mejor o peor fortuna, sino por su criminalidad.

Pero de hierbas medicinales siempre hubo algún entendido, tanto a niveles populares como en círculos más eruditos. Estos círculos, que en la Edad

Media se componían preferentemente de monjes y religiosos, fueron quienes, precisamente, primero alzaron la voz contra los herbolarios, acusándoles de intrusismo. En cenobios y conventos comenzó a cultivarse plantas, junto a los huertos, o en invernaderos construidos exprofeso para cumplir esa misión. Siglos después todos aquellos conocimientos iban a ponerse al servicio de una industria, llamémosle medicina "natural" para entendernos, que ya en nuestros días comienza a ser tan floreciente como la de los poderosos laboratorios farmacéuticos, contra los que, desde distintos frentes, durante siglos había venido luchando aquella.

Algunas plantas míticas

Si catalogamos de míticas las plantas de las que en este primer apartado nos vamos a ocupar es, sencillamente, porque a lo largo de la historia del hombre rebasaron el ámbito de lo meramente curativo, entrando de lleno en el terreno de la magia. Estamos ante plantas que, bajo la influencia de brujas, o gente tenida como tal, pero también con un sedimento científico, han sido consideradas, desde muy distintas ópticas, como de extraordinarias. De efectos muy diversos, en su conjunto han formado parte del mundo de lo marginal y lo oculto, centrándose su atención en dos temas claves de la existencia humana: la sexualidad y la inmortalidad. No trataban ya de curar determinadas dolencias del organismo humano, podríamos decir que de un modo "casero", sino que, por el contrario, con ellos se pretendían otorgarle virtudes y poderes que, desde un punto de vista filosófico y religioso de encarar la existencia, escapaban totalmente a las posibilidades humanas. El fenómeno, como es lógico, se dio también entre los vascos, de modo inconsciente, pero efectivo, al influjo de muy variadas culturas europeas.

MANDRÁGORA

Dice el doctor Frederik Koning, en su *Diccionario de demonología*, al referirse a la mandrágora, que esta planta es "de la familia de las solanáceas, venenosa, de cuya raíz surgen numerosas hojas de color verde oscuro y que producen incluso hedor. El fruto es también fétido y tiene la forma de una manzana pequeña". Añade que "fue utilizada antiguamente por los brujos para preparar pócimas y ungüentos que provocaban alucinaciones. Se utilizaba también en los aquelarres. En medicina se empleó en épocas pasadas como narcótico".

Desde el punto de vista de la mitología, la mandrágora, que en vasco se ha conocido como *urrillobedar*, ha sido considerada por distintas culturas mediterráneas como "Planta humana", por su acusado antropomorfismo. De ahí que, en función de su semejanza con el cuerpo humano, se distinguiese "macho" y "hembra". Se decía que en el primer caso la planta presentaba una tonalidad blanca, y negra en el segundo supuesto. Otra peculiaridad atribuida a tan singular vegetal, fue la de emitir un agudo chillido en el momento de ser arrancada del suelo, capaz de producir la muerte de quien lo escuchase. Por eso, los brujos y alquimistas se servían de un perro al que, mediante un cordel, se le ataba la planta al rabo. Cuando el chucho era llamado por su dueño, agazapado convenientemente a distancia y con los oídos tapados, corría hacia él, la mandrágora chillaba al ser arrancada y el can moría. Además de los preparados brujeriles, la *urrillo-bedar* estuvo presente en algunos fármacos de siglos pasados, pues se la tuvo por fecundante de las mujeres estériles.

Beleño

Conocido con términos euskaldunes como *azkordiñ-bedar, txantxarra, erabedar* y *beatz-ziarra*, el beleño, según el citado doctor Koning, es otra planta, igualmente "de la familia de las solanáceas, cuya raíz es tóxica y tiene propiedades narcóticas. De flores amarillas y fruto capsular, fue empleada por las brujas en la preparación de bebidas y ungüentos que producían alucinaciones. Se usaba especialmente en los aquelarres". La especie más tóxica, y frecuentemente más usada en las prácticas ocultistas de otro tiempo, por sus efectos alucinógenos, fue el beleño negro o *xerri-baba* —haba de cerdo—. Usada como cataplasma cura los dolores de gota, las contusiones, los hematomas y las luxaciones, pero sus emanaciones provocan en el organismo efectos parecidos a una borrachera etílica, con marcados signos de euforia, y, en exceso, presenta estados alucinatorios. Abunda en los pueblos del norte, pero escasea cuanto más al sur. Se cría entre las ruinas, al pie de muros, en escombreras y al borde de los caminos.

Belladona

A la belladona —*zigorri* o *bela-bedar*—, se le han atribuido propiedades exageradamente afrodisíacas.

Pertenece así mismo a la familia de las solanáceas y fue muy conocido su uso en cosmética, de ahí su nombre italiano de "bella mujer" o "bella donna". También se le atribuyeron poderosos efectos afrodisíacos, por lo que estuvo presente en filtros de amor y preparados de parecida intencionalidad.

Esta planta, que florece entre mayo y agosto, según Margarita Fernández y Ana Nieto posee "hojas ovales, alternas en la parte inferior y germinadas en la superior. Flores solitarias o en grupos de dos, en la axila de las hojas, con cáliz pubescente y corola en forma de campana, de color pardo violáceo. El fruto es una baya globulosa negra brillante. Olor nauseabundo y sabor desagradable".

Su principal utilidad médica es la de dilatar la pupila y ayudar en las operaciones de cataratas. En infusión, combate la tos convulsiva, el baile de San Vito, los ataques nerviosos, las neuralgias, las migrañas y la incontinencia de orina. Pero, al decir de Rafael Castellano en *Vascos Heréticos*: "Si se excede uno del gramo límite, pues ya se sabe: el elefante rosa, el Akerra Todopoderoso, delirio, pérdida del sentido del equilibrio, borrachera… Y si el drogado se propasa, pues espumarajos en la boca, delirio y muerte."

CICUTA

Otra planta altamente tóxica, y del mismo modo supuestamente presente en aquelarres, fue la cicuta –*astaperrexil*–. De ella dicen Margarita Fernández y Ana Nieto que florece entre junio y agosto, describiéndola como "planta herbácea de treinta centímetros a metro veinte, con el tallo hueco, estriado y con manchas rojizas o púrpuras características en su base. Hojas grandes y brillantes, muy divididas, de contorno triangular". La parte utilizada es el fruto, de color blanco, que en dosis adecuadas posee propiedades analgésicas. Mas ingerida en exceso produce un envenenamiento que "se traduce en vértigos, sed, frio, disminución de la sensibilidad, parálisis muscular y del diafragma y muerte por parada respiratoria". Crece "en lugares frescos y húmedos, orillas de los ríos, bordes de las campas o sobre escombros de casi toda la Península".

Principales plantas usadas en la medicina popular vasca

Para la redacción de este vocabulario y pequeña guía, necesariamente básica, de plantas medicinales, así como de otros vegetales usados en el medio rural contra las enfermedades, nos hemos guiado de dos de los autores que en esta obra vienen sirviéndonos de referencia: Anton Erkoreka e Ignacio María Barriola. Pero, además, hemos consultado los siguientes libros que se ocupan con más profundidad del tema: *Plantas medicinales. El Dioscórides renovado*, de Pío Font Quer; *Plantas medicinales*, de Margarita Fernández y Ana Nieto, y *Pequeña guía de las plantas medicinales*, de Eltrune Wendelberger. También se ha echado mano, para ajustar algunas voces eusquéricas al moderno batua, del *Diccionario General y Técnico*, de Luis Mari Mugika.

Achicoria. *Atxikori, txikori, ostertxuri, txikorijje.* Flores azul claro brillante. Hojas y raíces amargas. Florece entre julio y septiembre. Se da en lugares secos y soleados, al borde de caminos, en setos, junto a muros. Favorece la digestión, combate las alteraciones hepáticas, es laxante infantil, hipotensora y ha servido para teñir la piel.

Acedera. *Belarr-miñ.* Planta perenne, poligonácea, sabor ácido. Se ha usado contra la hipertensión.

Agrimonia. *Latzaskia, urtsu-belarr.* Planta rosácea, hojas largas y ásperas, flores amarillas. Se recoge en septiembre. Habita junto a los caminos, en los setos, escombreras, campos incultos, terrenos arenosos, bosques, montañas y lugares sombríos. Tomada como café ha combatido flemones y nubes de los ojos.

Ajo. *Baratxuri, baratzuri, berakatxa.* Además de como condimento culinario, ha combatido la viruela, la parasitosis intestinal, mordeduras de perro, la rabia, infecciones localizadas, heridas, como cicatrizante, contra las borracheras, los envenenamientos, los sabañones, las verrugas y los callos.

Aliso. *Haltza, altza.* Árbol de la familia de las betuláceas, de madera muy dura. Ha combatido el reuma y las mordeduras de culebra, mediante cataplasma.

Alpiste. *Txoribelar, alpistea.* Usado contra los dolores de vejiga.

Álsine o *Stellaria media. Izarbelar, sapa bedarra.* Posee flores blancas. Familia de las cariofiláceas. Usada para purificar la sangre.

Angélica. *Aingerubelar.* Se ha usado en la medicina popular vasca para combatir muy diversas dolencias, mediante emplastos.

Apio. *Perrexileze, apio.* Planta antiescorbútica y diurética. Popularmente usada como preservativo contra el mal de ojo o *begizko*.

Argoma. *Ote, otie.* Sus flores se utilizan contra las afecciones hepáticas. También se ha conocido su uso popular contra la diabetes, usando en infusión sus hojas secas.

Aro. *Errebelar, illar-ondo.* Familia de las aráceas. Contra los forúnculos.

Arraclán. *Ollakaran, zumalakar.* Árbol de entre 3 y 7 metros de alto. Flores blancas de tono verdoso. Fruto esférico, primero verde, rojo después y violeta negruzco al madurar. Se cría a orilla de los ríos y bosques húmedos. Florece entre mayo y junio. La corteza tiene efectos laxantes, tomada en infusión. También ha combatido dolencias dermatológicas.

Arroz. *Arroz, arrosa.* Típico remedio casero contra las diarreas, si se toma hervido o con leche.

Azucena. *Zitori, Ama-birgiña belarra.* Tos ferina.

Bardana. *Lapabelar, lapa-txiki.* Planta bienal, de hasta 150 centímetros de alto. Útil en infusión su raíz carnosa. Se da en caminos, setos, muros y taludes. Efectos diuréticos.

Berza. *Aza.* Contra el estreñimiento.

Berro. *Iturbelar, zarra, berro.* Perenne. Recogida entre febrero y abril, antes de florecer. Se da en arroyos, manantiales y zonas pantanosas. Usado como diurético, depurativo y estimulante.

Borraja. *Borraia, borraijjie.* Planta herbácea anual. Habita en terrenos abandonados, entre el sembrado, en matorrales y al borde de los caminos. Las hojas se recolectan entre junio y agosto, las flores en julio. Se usó contra gripes y constipados.

Brezo. *Txilar, iñar, ulze.* Semiarbusto de pequeña flor rosa púrpura. Florece entre julio y septiembre. Empleado como diurético, depurativo y desinfectante.

Café. *Kafe, kafie.* Contra el hipo de los lactantes, como estimulante y, mezclado con sal, como vomitivo.

Caléndula. *Loralaru, hilerrilili, balsamo-belarr, ebaki-belarr.* En emplasto contra las cortaduras y en compresas contra los callos.

Cardencha. *Astagardu, astapaloa, kardulats.* Propiedades emolientes y depurativas.

Cebolla. *Tipulla, kinpulie.* Además de su uso culinario, se ha observado combatiendo procesos asmáticos y contra los diviesos.

Celidonia. *Iodo bedarra.* También llamada hierba golondrinera y de las verrugas. Se usa la planta entera y el látex. Contra el asma, la hipertensión, la tensión nerviosa, las infecciones locales y las heridas.

Cola de caballo. *Eztainubelar, lluki bedarra.* Como diurético, contra edemas, oliguria, litiasis renal y colibacilosis.

Cólchico. *Atz-bedarra.* Se usa el bulbo y semillas. Empleada contra la sarna.

Consuelda. *Zolda-belar.* Planta vivaz de hasta 1 metro de altura. Usada contra las diarreas y las hemorragias.

Crasulácea. *Teilabelarkide, osa bedarra.* En ungüento para el tratamiento de heridas y otras múltiples aplicaciones.

Digital. *Kukubelar.* Herbácea de alta toxicidad. Popularmente se usó contra la hidropesía y las escrófulas.

Eléboro blanco. *Baladre, lipu-belarr, piko-belarr.* Herbácea de alta toxicidad. Usada contra el carbunco y los tumores.

Escrofularia. *Belarbeltz, kukufraka, us-ustoa.* Contra escrófulas, diviesos, quemaduras y cánceres.

Espinaca. *Ziazerba, espinaka.* Uso culinario e hipertensor.

Espino silvestre. *Elorbeltz, basarantza.* Contra ulceraciones.

Eucalipto. *Eukalipto, eukalitue.* Afecciones de garganta, vías respiratorias y tosferina.

Genciana. *Errosta, errosta-belar.* Planta tónica y antipirética (antifebril).

Grama. *Errosariobelar.* Abunda entre sembrados y terrenos baldíos. Florece entre primavera y verano. Usada como hipotensora y adelgazante.

Hiedra. *Huritz, amuntz, antxorrijjek.* Las hojas sirvieron para expulsar las secundinas.

Higo. *Biku, ikue.* Contra las verrugas y para favorecer la memoria.

Jaro. *Erre-belar.* Contra las afecciones de los dedos.

Junco. *Ibi.* Contra las verrugas.

Laurel. *Ereinotz, erramu, ereñotza.* Como condimento y contra los constipados.

Lechuga. *Letxu, letxugie.* Contra las heridas.

Limón. *Limoi, limoie.* Reconstituyente, contra la tos y el catarro, los cuadros pulmonares leves, las heridas. Es antidiarreico. Usado para la identificación de la gonorrea.

Llantén. *Zainbelar, san bedarra.* Popularmente conocida como plántago. Contra procesos bronquiales leves. Para mejorar la circulación.

Madreselva. *Abuntzosto, aibentzuri, orkatzosto.* Heridas.

Maíz. *Arto, artue.* Propiedades diuréticas e hipotensoras.

Malva. *Malba, mamukijjo bedarra.* Herbácea. Se emplean hojas y flores. Propiedades desinfectantes. Ha servido para limpiar los genitales después del parto y para facilitar la expulsión de secundinas. Es laxante. Además, ha combatido amigdalitis y otros males de garganta. Usada, así mismo, para favorecer la circulación sanguínea de las piernas.

Malvavisco. *Malbazuri.* Se usan hojas, flores y raíces. Florece entre junio y septiembre. Contra males de garganta y afecciones de las vías respiratorias.

Manzana. *Sagar, sagarra.* Diurética. Se ha usado, tanto como laxante como por sus propiedades astringentes. También en la cura de verrugas.

Manzanilla. *Kamamila, mansanillie.* En infusión combate molestias diversas, sobre todo digestivas, y limpian los ojos. También se usa en caso de vómito y de estreñimiento.

Maya. *Urdinska.* Conocida popularmente como chirivita, esta planta se ha usado popularmente en algunos regímenes adelgazantes.

Mimbre. *Zume.* Férulas para fracturas.

Muérdago. *Mihura, migura, miru-belar.* Planta parasitaria de muy distintos tipos de árboles. Usada contra la hipertensión arterial.

Naranja. *Laranja, naranjie.* Alimento considerado de gran saludabilidad en términos generales, pero también desde el punto de vista de la mentalidad popular.

Nogal. *Intxaurrondo, intxorra.* Se utilizan las hojas y corteza del pericarpio. Usado para limpiar la sangre.

Olmo. *Zumar, zumarrondo.* Suele usarse la segunda corteza de las ramas, recogida entre abril y mayo, mezclada con clara de huevo, para tratar quemaduras. También se ha observado uso dermatológico.

Ombligo de Venus. *Ebai bedarra.* Contra las otalgias.

Ortiga. *Asun.* Afecciones respiratorias, hipotensora y baja la fiebre. Abortiva, usada por vía genital.

Parietaria. *Zaingorri, txarrangila, odol-belar.* Se le conoce popularmente como sanguinaria. Se utiliza contra flujos sanguíneos u *odolkolpia.*

Patata. *Patata, patatie.* Se le han reconocido propiedades contra el reuma, la cefalea, las quemaduras y las verrugas. También se usó para ayudar a la perforación de los lóbulos de las orejas, a la hora de colocarles los pendientes por primera vez a las niñas.

Perejil. *Perrexil, perejille.* Además de como condimento, se ha usado popularmente contra el estreñimiento, la anemia, el ácido úrico, el colesterol, la diabetes y los mareos. Se sabe igualmente de su uso como abortivo.

Pulmonaria. *Birika-belarra.* Hierba perenne. Se cría a orillas de arroyos y ríos, sitios en sombra, bosques húmedos, matorrales y terrenos calcáreos. La recolección de hojas y flores se hace entre marzo y abril. Muy usada contra las afecciones bronquiopulmonares.

Quelidonia. *Zarandona-belarr.* Para heridas y cortaduras.

Roble. *Haritz.* La corteza, en infusión, contra los sabañones.

Romero. *Erromero, erromerue.* Para el corazón, la tensión nerviosa y la hipertensión.

Ruda. *Usabelar, bozkoitz, moskotxa.* Muy usada como amuleto preservativo de brujerías diversas, el *begizko* y otros males de carácter animista. Forma parte del ramillete de San Juan. Combativa de las cefaleas y el estreñimiento.

Rumex o *Rumex crispus. Aogorri, uztei belarra.* Llamada popularmente lengua de vaca, es depurativa y se usa contra la sarna y la tuberculosis.

Sarmiento rojo. *Aien-gorri.* En frotaciones, para casos de *legena* o albarazo.

Sauce. *Sabats, zumalikarr, zarika, sarats.* Contra la sarna, en emplasto con vino y huevo.

Saúco. *Intsusa, sauko.* Múltiples usos, empleado en emplastos. Combativo de heridas, infecciones localizadas y afecciones respiratorias.

Sen. Más popularmente conocida como cassia, es una amplia familia de leguminosas cargada de variedades. Sus hojas o foliolos manifiestan efectos laxantes.

Siempreviva mayor. *Belarri-belarra, beti-bizia.* Contra los dolores de oído.

Siempreviva picante. *Txori-mats.* Popularmente denominada "uvas de gato". Usada contra la *legena* o albarazo.

Tamujo. *Erratz, iñuntzi-belarr.* Para curar heridas, especialmente las mal cerradas.

Trigo. *Gari, garijje.* Contra la *gangallena* (afecciones cutáneas de difícil catalogación).

Valeriana. *Ardimibi, belarr-bedeinkatua, suharbelarra.* Efectos sedantes. De aplicación en heridas.

Verbena. *Izusta, aistrika, enplasto bedarra, pulmoi bedarra.* Diversas dolencias pulmonares, asma, sinusitis, infecciones localizadas, inflamaciones y sabañones.

Virganza. *Eskerraihen.* Llamada popularmente "hierba de pordioseros". Para el dolor de cabeza.

Zarza. *Sasi, larra belarr.* Purgante y depurativa.

Bibliografía básica

Aguirre Delclaux, María del Carmen. LOS AGOTES. Diputación Foral de Navarra. Iruñea-Pamplona, 1977.

Aranzadi, Telesforo de. ETNOLOGÍA VASCA. Auñamendi Argitaletxea. Donostia-San Sebastián, 1975.

Arin Dorronsoro, J. KRISTAUEN GAITZAK. En *Anuario de Eusko-Folklore*, tomo XXIX. Vitoria-Gasteiz, 1980.

Azkue, Resurrección María de. EUSKALERRIAREN YAKINTZA. Espasa-Calpe. Madrid, 1959.

Barandiaran, Jose Miguel. OBRAS COMPLETAS. La Gran Enciclopedia Vasca. Bilbao, 1972.

Barriola, Ignacio María. EL CURANDERO PETREQUILLO. Universidad de Salamanca, 1983.
—LA MEDICINA POPULAR EN EL PAÍS VASCO. Ediciones Vascas. Donostia-San Sebastián, 1979.

Campo, Luis de. LA MEDICINA EN EL CAMINO DE SANTIAGO. Príncipe de Viana, XXVII. Iruñea-Pamplona, 1966.

Castellano, Rafael. VASCOS HERÉTICOS. Ediciones Vascas. Donostia-San Sebastián, 1977.

Chessi, Edmund y Pozas Hermosilla, B. HIERBAS QUE CURAN. Editors. Barcelona, 1985.

Donostia, José Antonio de. ORACIONES, PRÁCTICAS RELIGIOSAS Y MEDICINALES POPULARES. En *Cuadernos de Etnología y Etnografía de Navarra*, X. Iruñea-Pamplona, 1972.

Dueso, José. EL CUERPO EN LA MENTALIDAD POPULAR VASCA. Roger Editor. Donostia-San Sebastián, 2000.

Erkoreka, Anton. ANALISIS DE LA MEDICINA POPULAR EN EL PAÍS VASCO. Instituto Labayru. Bilbao, 1985.

—EL MAL DE OJO EN EUSKAL HERRIA. Instituto de Historia de la Medicina Española / Euskal Medikuntzaren Historia-Mintegia. Salamanca-Bilbao, 1984.

Fernández, Margarita y Nieto, Ana. PLANTAS MEDICINALES. Universidad de Navarra. Iruñea-Pamplona, 1982.

Font Quer, Pío. PLANTAS MEDICINALES, EL DIOSCORIDES RENOVADO. Editorial Labor. Barcelona, 1990.

Frazer, J. G. LA RAMA DORADA. Fondo de Cultura Económica. México, 1986.

García López, Anastasio. AGUAS MINERALES. TRATADO DE HIDROLOGÍA MÉDICA. Rivadeneyra, M. Madrid 1869.

Garmendia Larrañaga, Juan. RITO Y FÓRMULA EN LA MEDICINA POPULAR VASCA. LA SALUD POR LAS PLANTAS MEDICINALES. Editorial Txertoa. Donostia-San Sebastián, 1980.

Goicoetxea Marcaida, Ángel. CAPÍTULOS DE LA MEDICINA POPULAR VASCA. Instituto de Historia de la Medicina Española. Salamanca, 1983.

—LAS ENFERMEDADES CUTÁNEAS EN LA MEDICINA POPULAR VASCA. En *Cuadernos de la Historia de la Medicina Vasca*. Monografías, n° 1. Salamanca, 1982.

Goñi Auzmendi, Karmele. ETNOGRAFÍA DE ZERAIN. II. USOS DEL GRUPO DOMÉSTICO. Eusko Ikaskuntza, 1988.

Grangel, Luis S. HISTORIA DE LA MEDICINA VASCA. Instituto de Historia de la Medicina Española / Euskal Medikuntzaren Historia-Mintegia. Salamanca, 1983.

—IMPRENTA MÉDICA VASCA. Tomo I. Instituto de Historia de la Medicina. Universidad de Salamanca, 1981.

—LOS MÉDICOS VASCOS. Instituto de Historia de la Medicina. Universidad de Salamanca, 1982.

Hope Robbins, Rossell. ENCICLOPEDIA DE LA BRUJERÍA Y LA DEMONOLOGÍA. Debate-Círculo de Lectores. Madrid, 1988.

Hurtado de Saracho, Arantzazu. MEDICINA POPULAR. Temas de cultura popular, 86. Iruñea-Pamplona. 1976.

Koning, Frederik. DICCIONARIO DE DEMONOLOGÍA. Editorial Bruguera. Barcelona, 1975.

López de Gereñu, Gerardo. APELLANIZ. PASADO Y PRESENTE DE UN PUEBLO ALAVÉS. En *Estudios de Etnografía alavesa*. OHITURA, nº 2. Diputación Foral de Álava. Vitoria-Gasteiz, 1981.

Loux, Françoise. EL CUERPO EN LA SOCIEDAD TRADICIONAL. Olañeta Editor. Palma de Mallorca, 1984.

Mugarza, Juan. LAS PLANTAS SILVESTRES Y CULTIVADAS EN LA GASTRONOMÍA COMÚN, VEGETARIANA Y MEDICINAL. Bilbao, 1988.

Mujika, Luis María. DICCIONARIO GENERAL Y TÉCNICO. Ediciones Vascas. Donostia-San Sebastián, 1979.

Onraita, Saturnino P. de. ERMITAS. En *Anuario de Eusko-Folklore*, IV. Vitoria-Gasteiz, 1924.

Ormazabal, J. DATOS PARA UN ESTUDIO DE LA MEDICINA POPULAR EN GOIZUETA. En *Anuario de Eusko-Folklore*, XXV. Vitoria-Gasteiz, 1973-74.

PLANTAS MEDICINALES. En *Revista Mundo Científico*, n° 105. Septiembre, 1990.

Satrústegui, José María. COMPORTAMIENTO SEXUAL DE LOS VASCOS. Editorial Txertoa. Donostia-San Sebastián, 1981.

—EL MERCADO DE SANGUIJUELAS EN EL PAÍS VASCO. En *Cuadernos de Etnología y Etnografía de Navarra*, X. Iruñea-Pamplona, 1972.

—LA MEDICINA POPULAR EN EL PAÍS VASCO. En *Gaceta Médica de Bilbao*, n° 73. Bilbao, 1976

—MEDICINA POPULAR VASCA Y GINECO-LOGÍA. En *Cuadernos de Etnología y Etnografía*, n° 27. Fundación Príncipe de Viana. Iruñea-Pamplona, 1977.

—MEDICINA POPULAR Y PRIMERA INFAN-CIA. En *Cuadernos de Etnología y Etnografía*, n° 30. Fundación Príncipe de Viana. Iruñea-Pamplona, 1978.

Thalamas, Juan. CONTRIBUCIÓN AL ESTUDIO ETNOGRÁFICO DEL PAÍS VASCO CONTI-NENTAL. En *Anuario de Eusko-Folklore*, XI. Vitoria-Gasteiz, 1931.

Vaga, Eugenio G. DÓNDE, CÓMO, CUÁNDO RECOGER LAS PLANTAS MEDICINALES. Editorial De Vecchi. Barcelona, 1981.

Viana, Salustiano. APUNTES DE LA VIDA DE LAGRÁN. En *Estudios de Etnografía alavesa*. OHI-TURA, n° 2. Diputación Foral de Álava. Vitoria-Gasteiz, 1984.

Wendelberg, Elfrune. PEQUEÑA GUÍA DE LAS PLANTAS MEDICINALES. Omega. Barcelona, 1981.

Yarza, Óscar. DICCIONARIO DE PLANTAS MEDI-CINALES. Distribuciones Mateo. Madrid, 1984.

Índice

XIII Plantas medicinales

Bibliografía básica